Yoga

pour maman et bébé

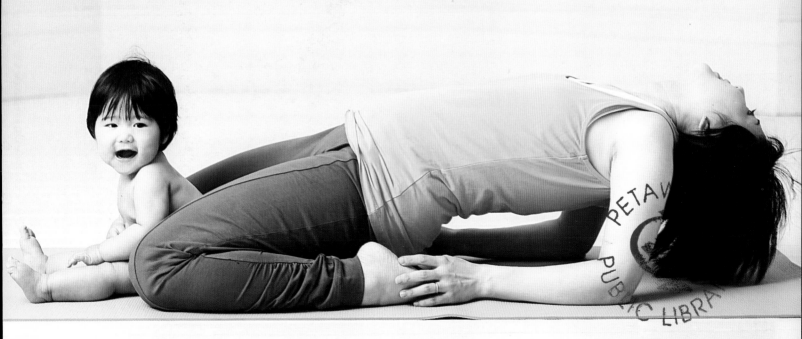

D1090267

PETAW PUBLIC LIBRARY

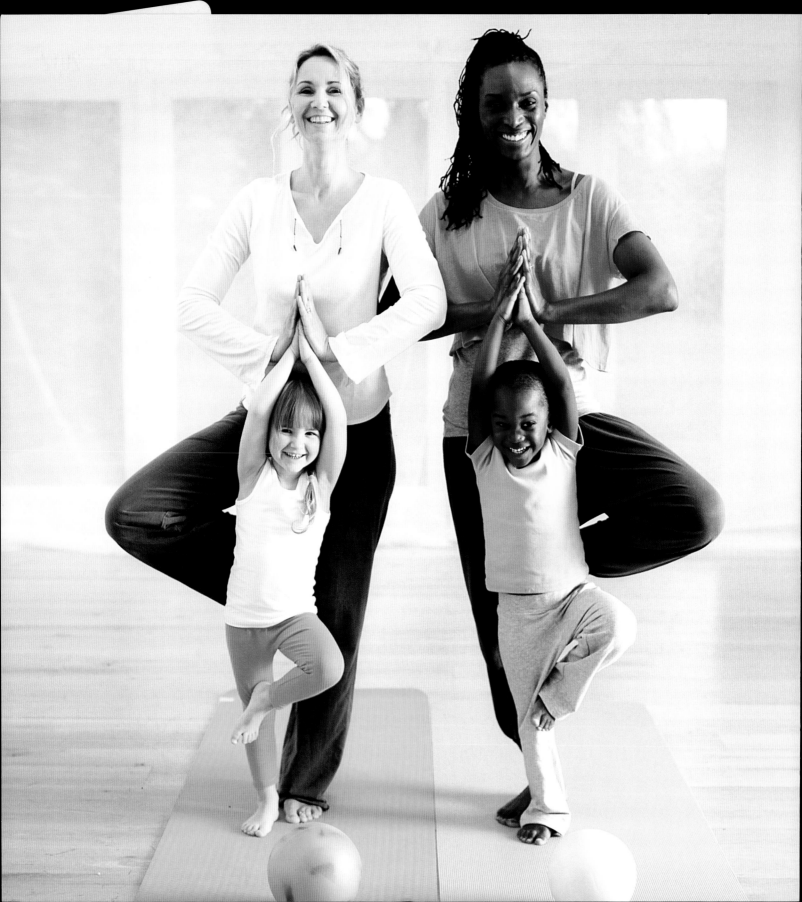

Yoga

pour maman et bébé

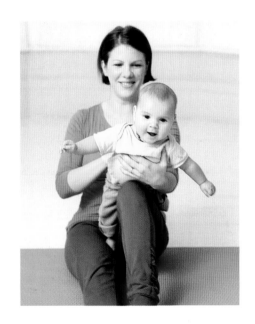

Françoise Barbira Freedman

Hurtubise

Hurtubise

Yoga pour maman et bébé

Copyright © 2012, Éditions Hurtubise inc.
pour l'édition en langue française
en Amérique du Nord

Titre original de cet ouvrage :
Yoga for Mother and Baby

Les Éditions Hurtubise bénéficient du soutien
financier du Gouvernement du Canada par
l'entremise du Fonds du livre du Canada
(FLC) pour leurs activités d'édition.

Direction éditoriale : Marion Paull
Direction artistique : Jacqui Caulton
Photographies : Ian Boddy
Conseil spécialisé : Jay Ehrlich,
    yogathérapeute pour bébés
Traduction : Dominique Piolet-François
Adaptation : Émilie Choupin et Julie Comte
Couverture : René St-Amand

Édition originale produite et réalisée par :
CICO Books, an imprint of Ryland Peters & Small Limited
20-21 Jockey's Fields, London WC1R 4BW, R.-U.

Copyright © 2010, CICO Books, pour
    la maquette et les photographies
Copyright © 2010, Françoise Barbira Freedman,
    pour les textes
Copyright © 2010, Jay Ehrlich, pour les
    textes sur les bébés
Copyright © 2012, Éditions Fleurus pour
    la traduction française

ISBN : 978-2-89647-841-5

Dépôt légal : 1er trimestre 2012
Bibliothèque nationale et Archives du Québec
Bibliothèque et Archives Canada

Diffusion-distribution au Canada :
Distribution HMH
1815, avenue De Lorimier
Montréal (Québec) H2K 3W6
www.distributionhmh.com

Tous droits réservés. Aucune partie de cette publication ne
peut être reproduite, stockée dans quelque mémoire que ce
soit ou transmise sous quelque forme ou par quelque moyen
que ce soit, électronique, mécanique, par photocopie,
enregistrement ou autres, sans l'autorisation préalable écrite
du propriétaire du copyright.

Imprimé en Chine
www.editionshurtubise.com

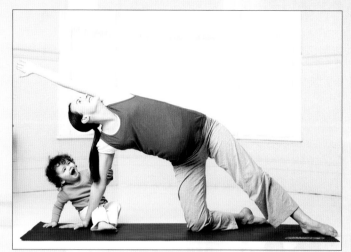

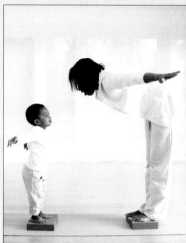

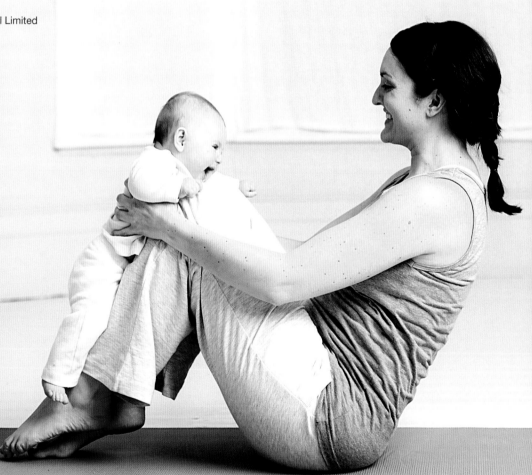

Sommaire

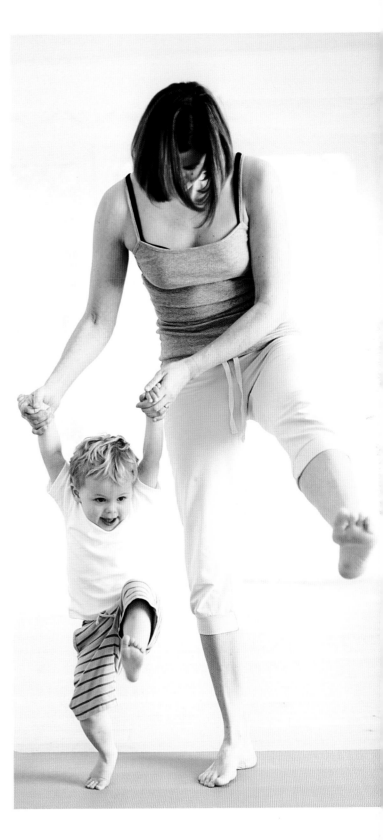

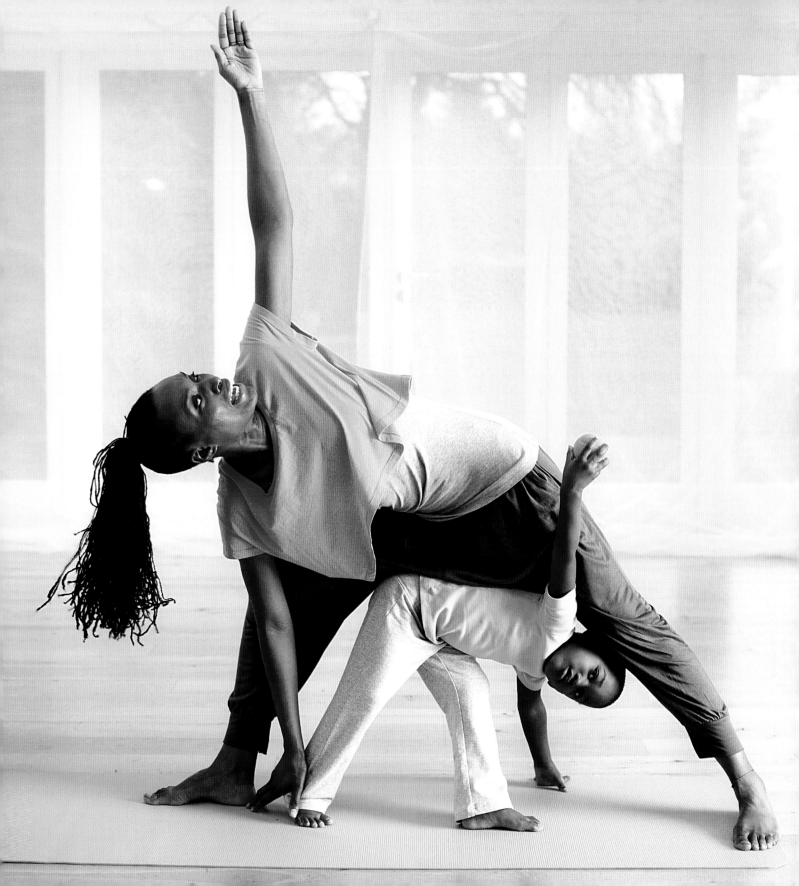

Avant-propos

Alors que notre mode de vie actuel peut être la source de nombreux déséquilibres, le yoga est une des réponses possibles pour retrouver un certain calme intérieur. En devenant mère, vous apprenez un nouveau langage du corps, celui de votre bout de chou. Cet ouvrage vous propose des instants de calme et de bien-être avec votre tout-petit pour vous apporter à tous les deux la sérénité nécessaire à votre épanouissement.

Parmi les nombreuses techniques de yoga destinées à harmoniser le corps et l'esprit, cet ouvrage vous propose des exercices simples qui vous permettront de pratiquer une activité physique avec votre enfant pendant ses trois premières années, que vous soyez yogi débutante ou expérimentée. Cette discipline, dont les fondements sont le calme, l'équilibre et la concentration, repose sur le toucher (massages et caresses), des postures adaptées ainsi que des mouvements contribuant au développement physique et psychique des petits. La méthode *Birthlig ht* mise au point par l'auteur est reconnue à travers le monde depuis vingt ans. Elle propose une approche globale de la grossesse, de la naissance et de la petite enfance par le yoga. Bien qu'il s'adresse avant tout aux mamans, l'ensemble des conseils et des exercices valent aussi, bien sûr, pour les papas. Lors d'une séance avec Bébé, vous pouvez combiner les mouvements et les massages selon vos goûts et vos envies tout en tenant compte des siens, de ses réactions et de son évolution personnelle. Le baby yoga vous offre ainsi la possibilité de créer des liens forts et privilégiés avec votre bambin.

Lancez-vous ! Voir votre enfant heureux et épanoui sera votre plus belle preuve de réussite.

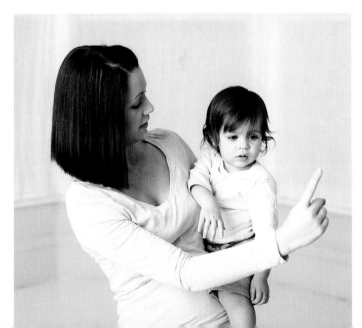

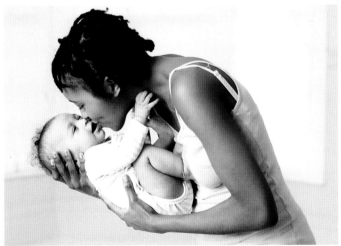

Premiers pas en « pays yoga »

Tout est question de motricité. Si votre bébé est encore petit et donc peu mobile, mieux vaut suivre la progression de cet ouvrage. Dans le cas contraire, passez directement au chapitre 5 (Améliorer la motricité de votre enfant). Gardez cependant à l'esprit que, quels que soient son âge et ses aptitudes physiques, un enfant apprécie les massages et tire toujours un bénéfice des exercices de relaxation conçus pour sa tranche d'âge.

Dans nos pays, les massages et le yoga importés d'Inde ont été adaptés en fonction des attentes et du mode de vie des populations occidentales et sont généralement enseignés séparément. Cet ouvrage suit la pratique indienne traditionnelle qui considère ces deux techniques comme indissociables et à pratiquer dès la naissance.

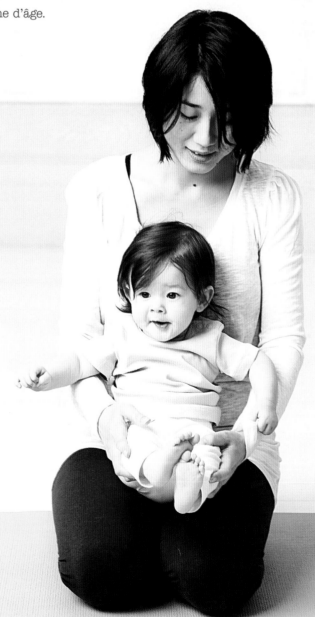

Si vous n'êtes pas très sûre de vous, concentrez-vous sur les pages 18 à 20 pour vous familiariser avec les positions et mouvements qui vous permettront d'établir une relation très intime avec votre bébé. Pour choisir les bonnes postures, fiez-vous avant tout à ses capacités plutôt qu'à son âge, hormis, bien entendu, dans les semaines qui suivent la naissance. Avant de vous lancer dans les massages et le yoga à proprement parler, vous pouvez commencer par privilégier les gestes et les mouvements qui vous seront agréables à tous deux. Tous les chapitres reprennent les mêmes exercices de base (mouvements des hanches, étirements, roulades, assouplissements et équilibres, postures tête en bas, levers à bout de bras, mouvements de relaxation) en les adaptant en fonction de l'évolution physique et mentale de votre enfant. Ne soyez pas trop pressée et assurez-vous qu'il est prêt avant de franchir une nouvelle étape.

Comme vous êtes un modèle pour ce petit être, chacun des mouvements que vous exécuterez sera un jeu et une source d'inspiration pour lui. Le yoga permet de trouver un équilibre entre les activités qui vous font du bien et les attentes de votre enfant. En effet, s'il ne se sent pas exclu, celui-ci, si petit soit-il, comprendra et respectera ces instants que vous vous accordez.

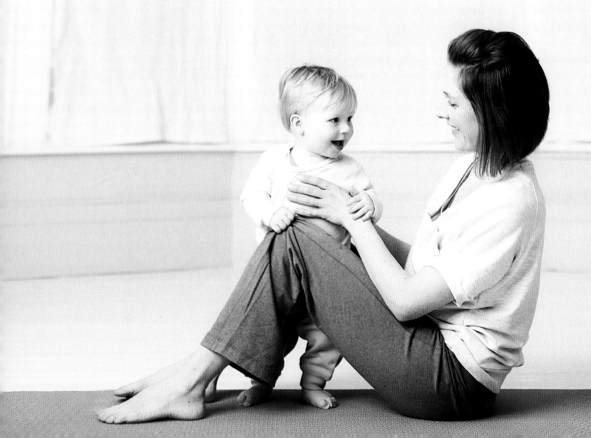

Et les mamans dans tout ça ?

Tous les exercices de ce livre ont été réalisés par de « vraies » mamans avec leur « vrai » enfant. Certaines femmes suivent des cours de massages et/ou de yoga depuis plusieurs années. D'autres ont appris en autodidacte. La plupart des mères ayant commencé à le pratiquer durant leur grossesse, elles souhaitaient continuer après l'accouchement sans toutefois savoir si elles associeraient les exercices postnatals aux massages et au yoga pour bébés. En fait, peu importe votre niveau: les exercices s'adressent à tous les couples parent-enfant, indépendamment de leurs conditions et aptitudes physiques. Comme n'importe quelle journée, chaque séance est rythmée par des instants de pleine activité et de repos, des phases d'excitation et de frustration, de refus et de désir de découverte.

Rassurez-vous, quels que soient votre état d'esprit ou votre humeur à tous deux, vous trouverez un massage ou un exercice qui vous conviendra. À la fin d'une séance, les mamans (et les papas aussi!) sont toujours plus souriantes et épanouies qu'au début, et même les plus courtes sont salutaires, car elles offrent des opportunités d'échanges avec l'enfant. Le yoga, tel qu'il est présenté dans cet ouvrage, permettra à votre nourrisson de découvrir des mouvements qu'il n'aurait peut-être pas réalisés spontanément. Ainsi, à la grande joie de tous, nous avons vu un bébé rouler sur lui-même pour la première fois, un autre se déplacer à quatre pattes alors que sa mère venait juste de dire qu'il ne bougeait pas beaucoup. Parfois, une surabondance de stimuli visuels et auditifs prend le pas sur la communication corporelle. Un simple tapis de gymnastique peut, au contraire, devenir un espace d'expression permettant à un enfant de montrer qu'il grandit et apprend sans cesse des choses nouvelles, tout en nous renseignant sur la meilleure façon de l'accompagner.

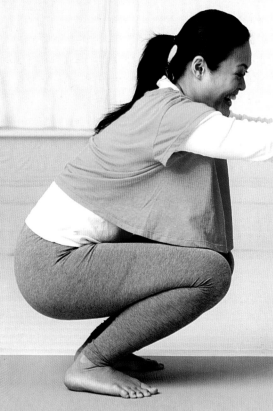

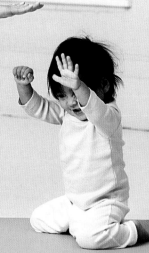

De nombreux bienfaits

Les massages et le yoga sont deux manières de transmettre votre amour et votre tendresse à votre enfant. D'ailleurs, les recherches scientifiques montrent que le toucher et l'activité physique contribuent au bon développement psychique de l'enfant. Dès les premières semaines de la grossesse, l'embryon développe le sens du toucher mais c'est au cours des deux années qui suivent la naissance que se mettent en place toutes les connexions cérébrales des sens, notamment du toucher. Or ces connexions dépendent en grande partie du vécu. Le toucher est un outil de communication ; il stimule, apaise, calme et soigne. Une communication de qualité avec les adultes les plus proches d'eux est indispensable pour que les bébés se sentent rassurés et prêts à faire des découvertes.

Dans les environnements urbains et industriels, l'enfant est rarement au contact direct du corps de ses parents. Il passe du berceau au transat, au porte-bébé et au siège auto. L'objectif premier du yoga présenté ci-après est de recréer une intimité physique, un mode d'échange dynamique entre vous et votre enfant en suivant une progression. La stimulation du système vestibulaire – partie du cerveau qui stabilise le corps dans l'espace – met en place les bases indispensables à une bonne posture, à l'équilibre, à la souplesse et à l'agilité.

Les effets physiques

La digestion est un processus important et délicat pour les nouveau-nés. Il suffit parfois d'un massage et de quelques mouvements spécifiques pour soulager une douleur et réguler le transit. S'il n'existe pas de remède miracle contre les coliques, prendre un nourrisson dans ses bras et marcher calme non seulement le bébé, mais aussi ses parents. Nombre de nouveau-nés ont des gaz et sont constipés. Là encore, les massages et certains mouvements sont très efficaces. Les exercices qui détendent et divertissent apportent la solution aux mères confrontées à un dilemme : augmenter le nombre de tétées ou laisser Bébé pleurer.

Une meilleure digestion et une stimulation physique appropriée favorisent un sommeil de qualité, indispensable pour bien grandir, être heureux, et faire ressortir le charme irrésistible d'un enfant. Les massages ont, par ailleurs, un effet bénéfique sur la respiration, qui devient plus profonde et régulière, sur la circulation sanguine ainsi que deux éléments qui aideront Bébé à dormir plus profondément et plus longtemps.

Si vous n'en pouvez plus des pleurs, du manque de sommeil et de la fatigue, ce livre ne peut que vous redonner espoir et faire naître en vous un sentiment de joie et de bien-être. Tenir votre enfant tout contre vous, lui masser les pieds ou stimuler ses hanches sont autant de recettes pour lui faire du bien et le rendre de meilleure humeur. Lorsqu'il vous sourit, vous lui souriez en retour, ce qui le rassure et lui apporte une sérénité intérieure.

Les bienfaits physiologiques

Durant la grossesse et après l'accouchement, le taux d'ocytocine augmente, ce qui favorise la relaxation et la concentration et induit un comportement maternel. Masser, faire du yoga avec son bébé prolonge les effets bénéfiques de cette hormone; caresser son enfant et le tenir tout contre soi régule le taux des hormones du stress comme le cortisol. Quitte à écorner le mythe, le coup de foudre « fusionnel » entre la mère et son enfant n'est pas systématique au moment de la naissance, notamment si l'accouchement a été particulièrement difficile. Les liens merveilleux et uniques entre une mère et son enfant se tissent au fil des jours. Plus vous massez votre bébé et plus nombreux sont les exercices pratiqués à deux, plus forts sont les liens sensoriels qui vous unissent et plus proches vous êtes l'un de l'autre. Le yoga favorise la prise de conscience de soi. Comprendre comment le stress agit sur vous et comment vous le transmettez involontairement à votre bébé est fondamental pour établir une relation calme et détendue. S'il s'agite lorsque vous préparez le dîner ou êtes sur le point de sortir, ayez immédiatement recours à des exercices de relaxation pour le rassurer et l'apaiser. Les caresses, les massages et le yoga font naître un sentiment de stabilité et de continuité indispensable à un enfant pour lui permettre de supporter les petites séparations, inévitables et de plus en plus fréquentes dès lors qu'il grandit. Alors qu'il est souvent déconseillé aux mères de masser leur bébé lorsqu'elles sont en proie à des émotions négatives – colère ou anxiété – la méthode *Birthlight* vous encourage à croire au pouvoir de la transformation positive au contact de votre bébé. Il suffit de peu de chose – marcher avec lui pour évacuer la tension en vous, vous balancer doucement sur un rythme donné, le masser en chantant pour dénouer votre gorge et alléger votre cœur – pour renouer un contact physique avec votre bébé et faire ressortir tout l'amour que vous lui portez. Bien sûr, tout n'est pas toujours aussi simple mais cela vaut la peine d'essayer. Plus vous êtes à l'aise avec lui, plus vous avez la sensation d'être une merveilleuse mère que son enfant adore et ce, même lorsqu'elle n'est pas en grande forme. Par ailleurs, pratiquer une activité physique avec son bébé donne du tonus. Les massages et le yoga vous aident à mieux connaître Bébé et à savoir s'il préfère une activité calme ou, au contraire, dynamique. Une pratique régulière permet de mettre en place un cadre dans lequel votre enfant peut exprimer en toute liberté une excitation physique et émotionnelle, développer son attention et sa concentration, un intérêt pour le monde environnant ou, au contraire, un repli sur soi.

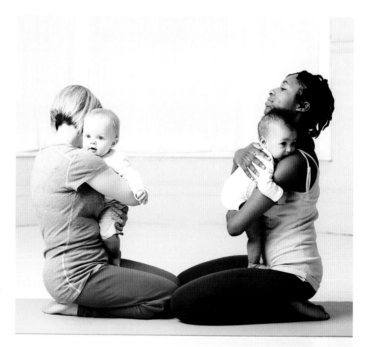

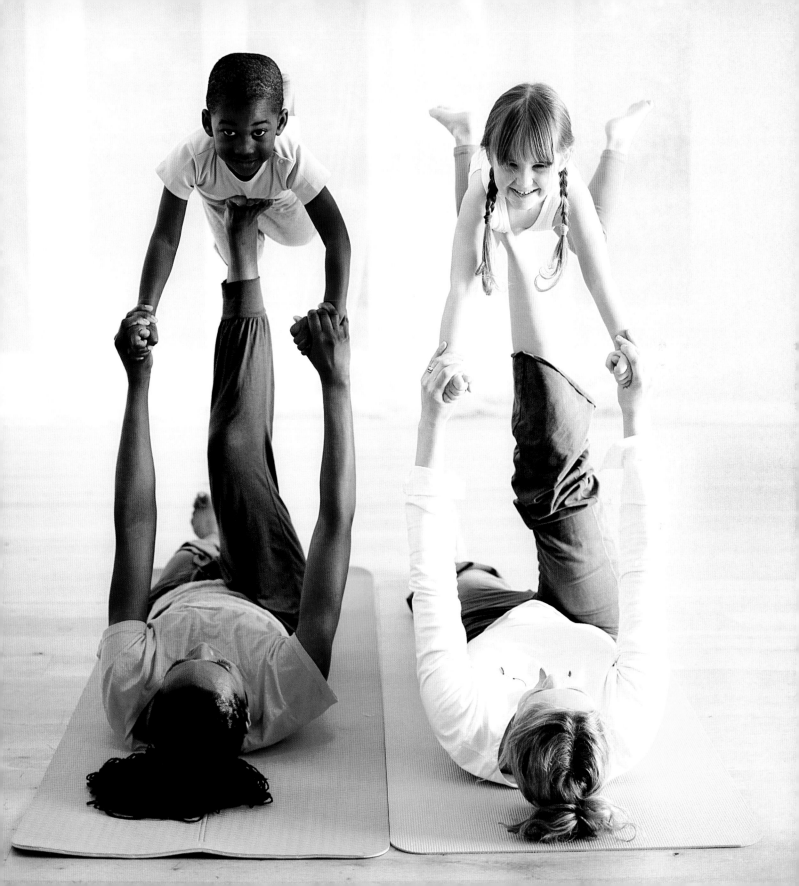

Moments et endroits propices

En fait, vous n'avez besoin d'aucun équipement spécifique, si ce n'est un accessoire inconnu dans les campagnes indiennes: le tapis de gymnastique! Vérifiez simplement que votre bébé est bien installé et à l'aise, il ne doit avoir ni trop chaud ni trop froid. S'il n'apprécie pas un mouvement, n'insistez pas et attendez quelques jours avant de faire une nouvelle tentative. Acceptation et patience sont les qualités dont vous aurez le plus besoin pour vous adapter aux situations imprévues et aux interruptions fréquentes. Votre bambin se souviendra avant tout que, durant ce moment partagé, il comptait pour vous et se sentait aimé.

Interpréter ses réactions

Observez la manière dont votre tout-petit perçoit le toucher et les mouvements. Il est primordial de décrypter sa façon de s'exprimer.

• Les bébés acceptant un massage ou un exercice de yoga sont parfaitement éveillés, à l'écoute, les yeux grands ouverts, ils s'étirent, gazouillent, sourient mais ne remuent pas les bras et les jambes de manière désordonnée.

• Pour signifier leur refus, ils vous repoussent, pleurent, bâillent, ont le hoquet, froncent les sourcils ou font des grimaces. Si vous passez outre, ils manifestent plus vivement leur désaccord en donnant des coups de pieds, en s'éloignant de vous, en cambrant le dos, en blêmissant ou au contraire en devenant écarlates et, bien sûr, en pleurant de plus en plus fort. Ils peuvent aussi tendre le bras à la hauteur du visage comme pour dire « stop », bouger les bras et les jambes en tous sens ou les fléchir puis les raidir d'un coup, être calme et s'énerver soudainement. Certains vont plutôt paraître absents, voire totalement indifférents à ce qui se passe autour d'eux.

Donc, ne commencez jamais un massage sans essayer de savoir si votre enfant est dans un bon état d'esprit. Si votre bébé ne semble pas très enthousiaste, sans toutefois être catégorique, commencez le massage ou les mouvements que vous avez prévus mais soyez prête à vous arrêter s'il n'est pas plus coopératif. Les tout-petits savent ce qu'ils veulent, mais c'est à vous de décrypter les signes qu'ils vous adressent.

Combien de temps doit durer un massage ou une séance de yoga?

Tout dépend du temps dont vous disposez et de l'humeur de votre bébé. Sachez qu'un exercice d'une à trois minutes suffit à resserrer les liens entre un parent et son enfant. Plus celui-ci est réceptif, plus la séance pourra être longue.
Commencez et terminez toujours une séance par le même « signal », comme une chanson ou un geste...

• Les séances courtes (5 à 10 minutes): idéales pour les nourrissons de moins de quatre mois. Installez-vous sur un tapis, une couverture ou un vêtement doux, à la maison, avant le bain ou dans la journée hors de chez vous.
• Les séances longues (10 à 30 minutes): à privilégier chez les bébés à partir de quatre mois, de préférence à la maison.

Êtes-vous prête ?

Avant de commencer, assurez-vous d'être bien installée. Montrez à votre enfant que vous êtes focalisée sur lui : regardez-le, laissez votre visage exprimer ce que vous ressentez, expliquez d'une voix douce et calme ce que vous faites. Concentrez-vous en respirant profondément trois fois. Les enfants, même nouveau-nés, ont un certain sens de l'humour et, quand ils sont parfaitement détendus, que la routine est bien établie, ils aiment les petites surprises et les plaisanteries. Si, pour une raison ou une autre, vous avez interrompu les séances quelques jours, il est préférable de reprendre parce que votre enfant appréciait le plus au moment où vous avez arrêté.

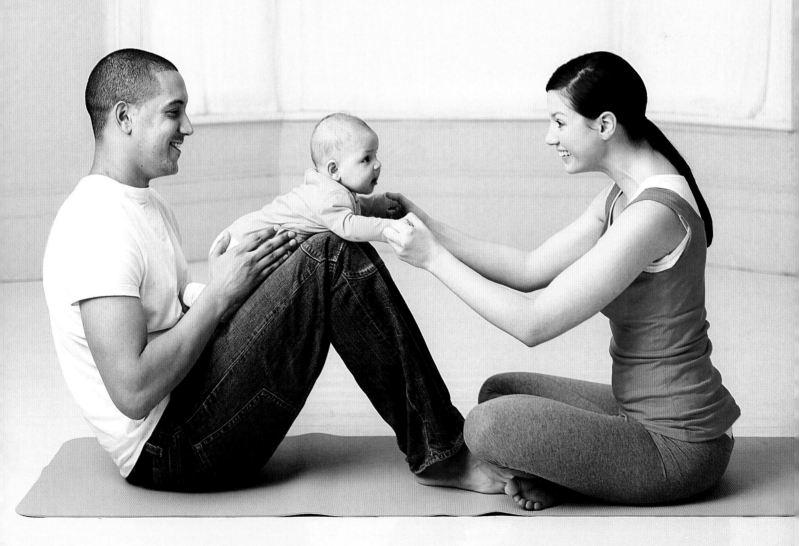

Se préparer

Avez-vous remarqué que lorsque vous êtes calme, votre bébé l'est aussi ? La musique peut vous aider par ses vertus apaisantes ; aussi, choisissez une chanson que vous aimez et chantez-la. Les enfants sont très réceptifs à l'association rythme/paroles/voix douce, à un rythme lent et à des notes plus aiguës que les sons auxquels ils sont habitués. Dès la naissance, ils réagissent aux variations de votre voix et aux émotions qui y transparaissent, ils sont capables de suivre un rythme avant même de parler et, associent, très jeunes, les mots aux gestes. Ainsi, en rythmant l'exercice par des explications ou une comptine, vous permettrez à votre petit de participer à sa manière, que vous apprendrez à décrypter au fil du temps. Une fois encore, ne soyez pas trop pressée, car sa capacité à gérer les stimuli extérieurs va se développer progressivement pour lui éviter une surcharge sensorielle.

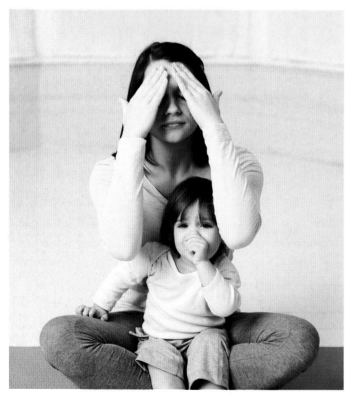

1 Massez votre front avec vos deux mains en utilisant l'index, le majeur et l'annulaire.

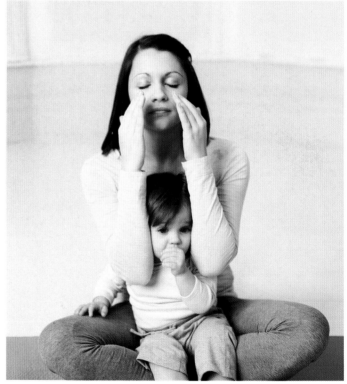

2 Faites glisser vos doigts de chaque côté du nez pour tracer une ligne du front jusqu'aux pommettes.

Créer un environnement propice à la relaxation

Prenez place dans un lieu calme et isolez-vous. Pour évacuer la tension ou l'angoisse qui serait en vous, mettez-vous debout, les pieds ancrés dans le sol et secouez les mains. Serrez les poings puis ouvrez-les en disant « Ha ! ». Êtes-vous disponible à 100 % sur le plan émotionnel, prête à vous concentrer sur l'activité à pratiquer avec votre enfant ? Êtes-vous suffisamment détendue pour vous synchroniser avec lui ? Suffisamment calme pour gérer ses émotions ? Prête à regarder, écouter, observer votre bébé et à apprendre de lui ? Installez-vous confortablement. Si la position assise sur le sol ne vous convient pas, asseyez-vous sur une chaise et allongez-le sur une table, un canapé ou un lit, face à vous.

L'odeur de votre corps est celle que votre bébé préfère, donc évitez de mettre un parfum trop entêtant. Pour vous concentrer, enlevez vos chaussures, inspirez et expirez profondément trois fois ; puis fermez et ouvrez les yeux trois fois. Pensez à éliminer la tension de votre mâchoire inférieure et faites des rotations des épaules vers l'avant puis vers l'arrière. Les mains sur le cœur, songez à un lieu ou une personne que vous aimez.

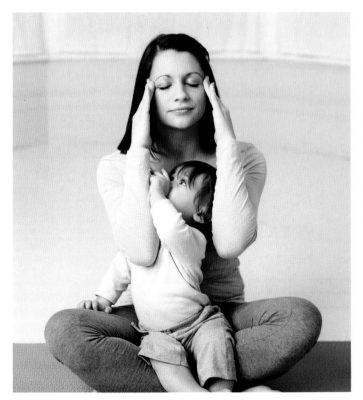

3 Massez vos tempes en faisant de petits mouvements circulaires de l'extérieur vers l'intérieur du bout des doigts, juste au niveau du creux de chaque côté de vos yeux.

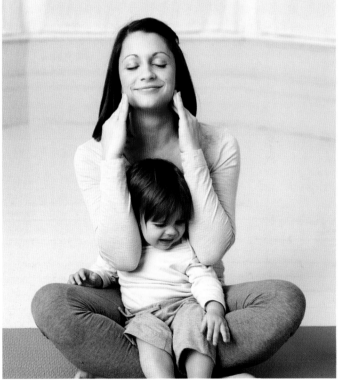

4 Descendez vos doigts au niveau de la mâchoire inférieure. Appuyez doucement pour prendre conscience des glandes situées sous la mâchoire. Détendez votre visage en souriant.

Comment porter votre enfant

Après avoir été confiné neuf mois dans l'utérus, le passage dans un monde infini n'est pas anodin. Les bébés se sentent rassurés lorsque leurs parents reproduisent les conditions fœtales en les gardant contre eux fermement, mais en toute décontraction, tête et dos bien soutenus. La position la plus courante est celle où il se trouve allongé au creux de vos bras comme si vous vous apprêtiez à le bercer.

D'autres manières de le porter existent, qui auront le même effet rassurant tout en lui permettant de dérouler sa colonne vertébrale. Ce contact favorise une relation intime et durable entre vous deux. Très vite, vous saurez reconnaître quand il est réceptif à ce qui se passe autour de lui ou, au contraire, lorsqu'il ne demande qu'à dormir.

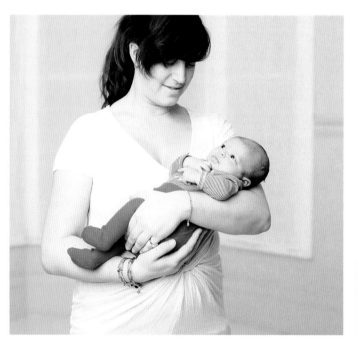

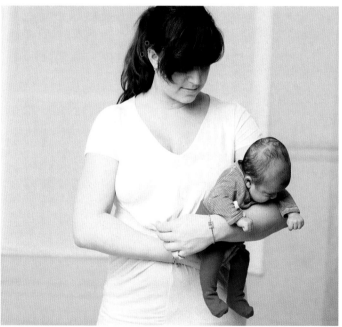

Comme dans un berceau

Repliez un bras en veillant à ne ressentir aucune tension au niveau du coude. La tête de votre bébé repose sur la pliure de votre bras alors que ses fesses et son dos sont soutenus par votre autre main. Le fait d'être tenu ainsi, bercé tout contre vous, sera un de ses grands plaisirs.

En position de sécurité

Le torse de votre bébé est en appui sur votre bras alors que vous soutenez ses fesses de votre autre main. Lorsqu'il sera plus grand, vous glisserez votre pouce et votre index sous son aisselle pour le tenir fermement tout en conservant une certaine liberté de mouvement.

En appui contre votre épaule

C'est souvent la position préférée des papas ! Le torse de votre nouveau-né est en appui contre votre poitrine ou votre épaule. Soutenez ses fesses avec une main, et son dos avec l'autre. Pensez à maintenir sa tête tant qu'il ne le fait pas tout seul.

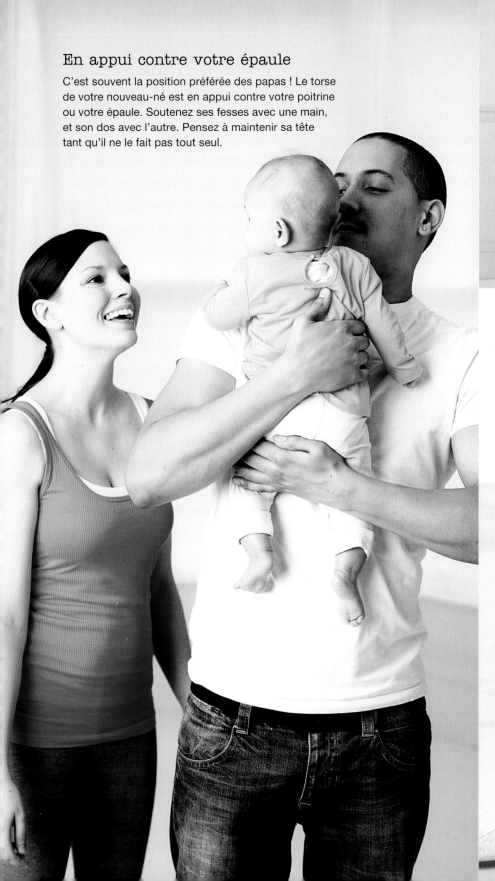

À cheval sur un bras

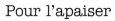

Lorsque vous maîtriserez les trois positions précédentes, vous pourrez oser la position assise. La tête et le dos de votre nourrisson sont en appui contre votre hanche. Glissez votre bras devant son épaule et votre main entre ses jambes. Pour l'allonger de nouveau, ramenez-le à l'horizontale en basculant son corps pour qu'il soit en appui sur votre ventre, en soutenant ses fesses et son dos avec votre autre main.

Pour l'apaiser

En partant de la position « comme dans un berceau », amenez doucement le dos de votre bébé en appui contre vous. Maintenez le haut de son corps avec une main et glissez votre autre main entre ses jambes afin de pouvoir lui masser doucement le ventre. Cette position est à privilégier chez les enfants qui ont des problèmes de digestion et qui ont tendance à avoir le hoquet ou des reflux. Si le vôtre est fatigué mais trop énervé pour s'endormir, marchez en le portant ainsi pour l'apaiser.

Faire un rot

À travers le monde, on tient le plus souvent un tout-petit assis et le dos droit pour qu'il fasse son rot. Asseyez le vôtre sur votre cuisse en soutenant son torse et son dos avec vos deux mains. Remontez l'une d'elles et posez délicatement votre pouce et votre index de chaque côté de son visage à la hauteur des oreilles. De l'autre main, massez doucement son dos jusqu'à ce qu'il rote.

Pour le calmer...

Lorsqu'ils sont fatigués ou énervés, les enfants aiment être recroquevillés. Autrefois, les mères les emmaillotaient pour les sécuriser et les calmer. Cette pratique est aujourd'hui controversée. Si le vôtre hurle, prenez-le tout contre vous afin qu'il se blottisse au creux de vos bras. Peu à peu, il s'apaisera ; vous-même évacuerez vos tensions et comprendrez mieux pourquoi votre enfant est dans cet état.

Maintenir sa tête au creux de votre main

Si votre enfant souffre, qu'il a une crise de larmes ou réclame tout simplement un câlin, asseyez-vous sur le sol, jambes croisées. Allongez-le, la tête en appui sur votre cuisse. Entourez-le en posant une main sur son épaule et l'autre sous sa tête. Attendez qu'il retrouve calme et sérénité puis passez à la position de relaxation immédiate.

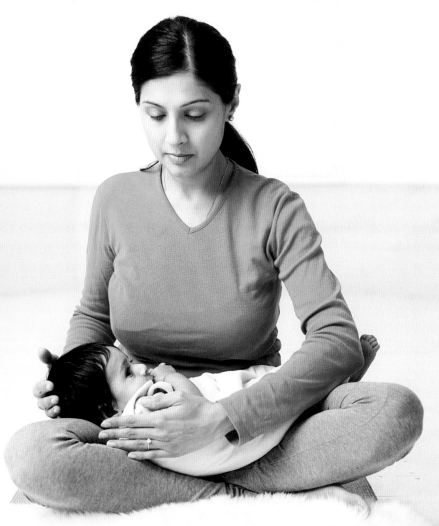

Pour le bercer

Asseyez-vous sur le sol, jambes croisées. Votre petit blotti tout contre vous, ramenez ses pieds l'un contre l'autre. Bercez-le calmement de haut en bas en lui parlant tout doucement jusqu'à ce qu'il se sente en sécurité et s'apaise.

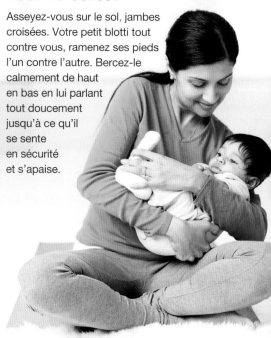

La relaxation immédiate

Vous êtes assise, jambes croisées, votre bébé assis sur vos jambes. Posez délicatement votre menton sur sa tête. Rapprochez ses pieds l'un de l'autre et maintenez-les ainsi durant deux minutes. Relâchez-les et relevez la tête. Recommencez deux ou trois fois. Pour varier, vous pouvez poser une main sur sa tête et l'autre sur ses pieds, alors qu'il est assis ou allongé sur le dos.

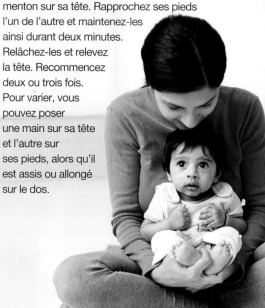

1. Les massages pour Bébé

Maintenant que vous savez parfaitement porter votre bébé, vous pouvez passer progressivement aux massages. Il est préférable de commencer en le laissant habillé ; quand il sera habitué, vous masserez sa peau nue en enduisant vos mains d'huile (voir page 22). S'il n'aime pas être tout nu, optez pour un massage plantaire ou pour celui présenté en page 37. Quoi qu'il en soit, attendez qu'il s'habitue et prenne plaisir à ce que vous vous occupiez de ses pieds et de ses jambes avant de passer aux autres parties du corps. Un enfant de six semaines pourra ainsi apprécier d'être massé entièrement après une progression sur deux semaines environ.

Les massages des tout-petits reposent sur deux techniques. La première, l'effleurage, est appréciée même des nouveau-nés. Il s'agit d'une technique douce, lente et souple, effectuée avec la paume de la main. Exercez une pression plus ferme lorsque votre main se rapproche du cœur et, *a contrario*, une plus légère quand elle s'en éloigne. Il est primordial que les gestes soient fluides. Gardez toujours une main en contact avec le corps de votre bébé.

La seconde technique, la friction, consiste en de petits mouvements circulaires, du bout des doigts, sur les pieds, les mains, le visage et autres petites zones du corps. Commencez par le faire légèrement, avant d'affirmer vos gestes si vous voyez que cela lui plaît. Très vite, en fonction des réactions de votre bébé (voir page 14), vous saurez s'il aime ou non être massé, s'il apprécie les pressions légères ou plus appuyées, s'il est plus réceptif sur telle ou telle partie du corps ; vous identifierez aussi le moment de la journée le plus propice. Adaptez-vous à ses préférences et à son humeur.

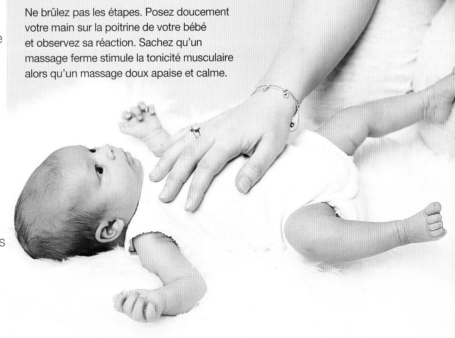

Ne brûlez pas les étapes. Posez doucement votre main sur la poitrine de votre bébé et observez sa réaction. Sachez qu'un massage ferme stimule la tonicité musculaire alors qu'un massage doux apaise et calme.

Le bas du corps

La plupart des bébés apprécient que le massage commence par des caresses de la paume de la main sur leurs jambes (de haut en bas et de bas en haut) avant de passer aux pieds et à l'abdomen.

Détendez-vous et concentrez-vous. Par ce massage, vous exprimerez à votre enfant tout l'amour que vous lui portez ; celui-ci doit être rassuré et sentir que vous maîtrisez parfaitement la situation.

1 Installez-vous confortablement : à genoux ou, si vous préférez, assise, le dos soutenu, votre bébé allongé sur une serviette sur vos cuisses, face à vous. Observez ses réactions (voir page 14). Captez son regard. Enduisez vos mains d'huile et frottez-les l'une contre l'autre pour les chauffer. Au fil du temps, votre enfant saura que ce rituel annonce un massage.

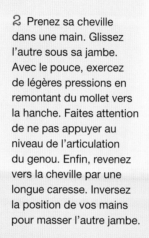

2 Prenez sa cheville dans une main. Glissez l'autre sous sa jambe. Avec le pouce, exercez de légères pressions en remontant du mollet vers la hanche. Faites attention de ne pas appuyer au niveau de l'articulation du genou. Enfin, revenez vers la cheville par une longue caresse. Inversez la position de vos mains pour masser l'autre jambe.

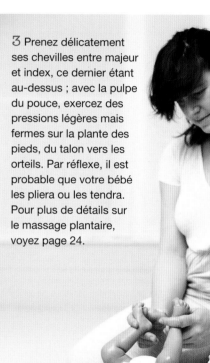

3 Prenez délicatement ses chevilles entre majeur et index, ce dernier étant au-dessus ; avec la pulpe du pouce, exercez des pressions légères mais fermes sur la plante des pieds, du talon vers les orteils. Par réflexe, il est probable que votre bébé les pliera ou les tendra. Pour plus de détails sur le massage plantaire, voyez page 24.

Les huiles de massage

Évitez les huiles minérales qui contiennent des hydrocarbures et proscrivez absolument les huiles essentielles (même de lavande), directement au contact de la peau ou non : elles peuvent avoir un effet négatif sur les systèmes nerveux et immunitaire de votre enfant. Préférez une huile végétale bio (noix de coco fractionnée, tournesol…), parfaitement adaptée au massage.

Augmentez progressivement la durée des séances, sans jamais dépasser dix minutes. Dès que votre enfant manifeste son désaccord, arrêtez. Pour que vos mains glissent mieux sur la peau de Bébé sans l'irriter, enduisez-les d'huile.

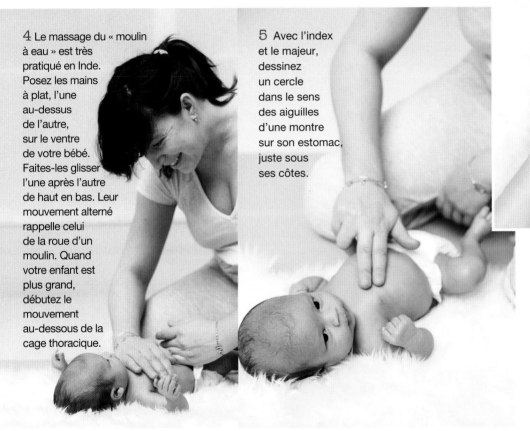

4 Le massage du « moulin à eau » est très pratiqué en Inde. Posez les mains à plat, l'une au-dessus de l'autre, sur le ventre de votre bébé. Faites-les glisser l'une après l'autre de haut en bas. Leur mouvement alterné rappelle celui de la roue d'un moulin. Quand votre enfant est plus grand, débutez le mouvement au-dessous de la cage thoracique.

5 Avec l'index et le majeur, dessinez un cercle dans le sens des aiguilles d'une montre sur son estomac, juste sous ses côtes.

6 Sans décoller ses fesses du sol, glissez vos mains de chaque côté de ses lombaires. Massez l'arrière de ses jambes en descendant jusqu'aux chevilles, puis prenez celles-ci quelques secondes dans le creux de vos mains. C'est amplement suffisant pour une première séance. En la répétant régulièrement, elle deviendra un rituel agréable pour vous et votre enfant.

Précautions à prendre

• Faites toujours un test d'allergie avant d'utiliser une nouvelle huile : appliquez-en un peu sur l'intérieur du bras et attendez vingt-quatre heures sans laver.

• Avant de masser votre nouveau-né, attendez d'être sûre qu'aucun signe d'ictère ne soit apparu ; le nombril doit aussi être complètement cicatrisé.

• Ne massez pas votre enfant s'il est endormi, fiévreux, blessé (ecchymose, bosse, blessure ouverte, irritations cutanées) ou s'il vient de subir une intervention chirurgicale. Laissez passer au moins trois jours après une vaccination.

• Attendez au moins trente minutes après une tétée car les massages favorisent la circulation du sang sous la peau ; ne massez pas non plus votre bébé à proximité des organes digestifs.

Les pieds

La réflexologie part du principe que les différentes parties du corps peuvent être stimulées par des pressions exercées en des points précis des pieds. Par conséquent, un massage plantaire a des effets bénéfiques sur tout notre organisme : il améliore la digestion, favorise le relâchement du plexus solaire, soulage les maux de dents et décongestionne le nez et les oreilles. Massez doucement un pied après l'autre.

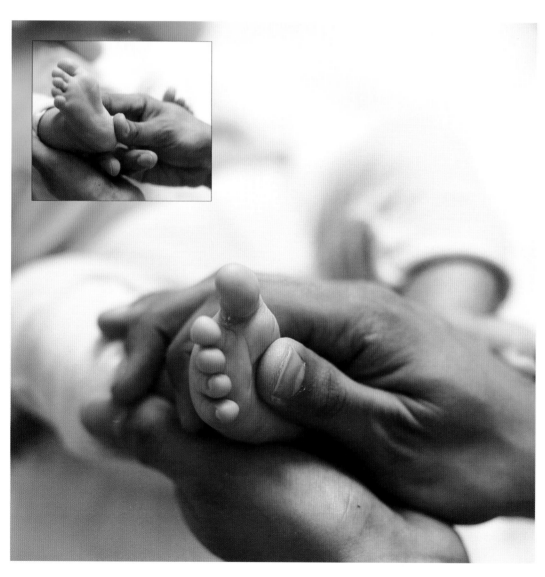

1 Prenez la cheville de votre enfant dans une main. Avec le pouce de l'autre main, exercez de légères pressions sur la plante du pied de l'intérieur vers l'extérieur, du talon jusqu'aux orteils. Au milieu du pied se trouve le point *yong-quan* ou « source bouillonnante » du méridien des reins. Attardez-vous sur ce point durant quelques secondes avant de continuer le massage. Faites glisser votre main jusqu'au talon et répétez le massage trois fois de suite.

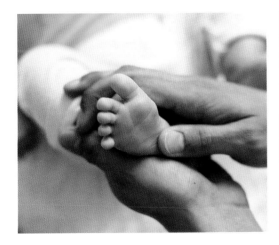

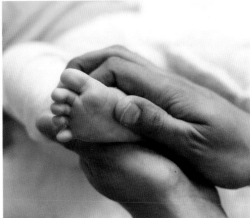

2 Avec la pulpe du pouce, massez le creux du pied juste au-dessus du talon, en allant de l'extérieur vers l'intérieur. Ce massage, qui favorise la digestion, est également à effectuer trois fois.

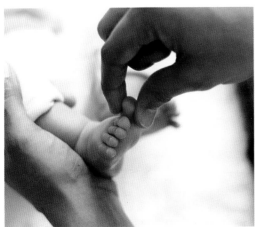

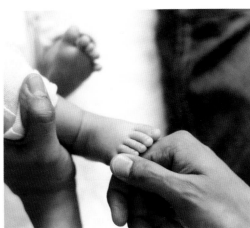

3 Prenez le gros orteil entre votre pouce et votre index, et exercez une pression de bas en haut. Appuyez un peu plus fortement à sa base qu'au niveau de l'ongle. Procédez de même avec les autres orteils.

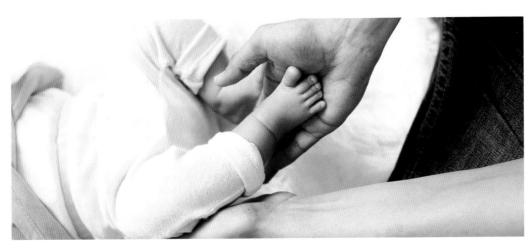

4 Pour finir, soutenez sa jambe quelques secondes en laissant son pied reposer dans le creux de votre main. Respirez profondément et détendez-vous.

Le haut du corps

Votre enfant est heureux, car vous vous occupez de lui et il se sent aimé. Masser la zone située près du cœur va déclencher nombre de réactions chimiques dans son cerveau. Mais il est fragile et la pression exercée doit rester très légère. Observez ses réactions et souriez-lui, surtout s'il vous semble inquiet.

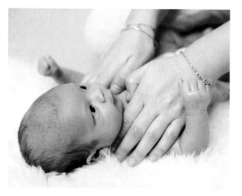

1 Posez vos mains à plat sur la poitrine de votre bébé. Encore une fois, observez bien ses réactions, il peut mettre du temps à apprécier ce type de manipulations.

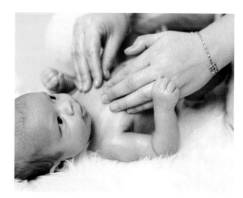

2 Du bout des doigts, massez le milieu de sa poitrine en remontant vers le cou. S'il apprécie, passez à l'étape 3 ; sinon, allez directement à l'étape 4.

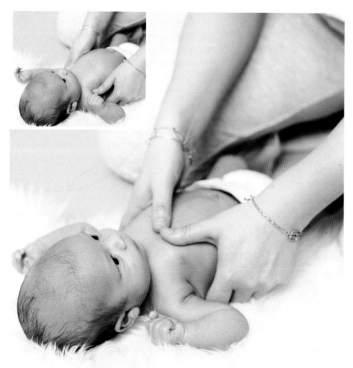

3 Avec la pulpe des pouces, dessinez des demi-cercles en remontant vers le cou, puis en allant sur le côté et, enfin, en revenant vers le milieu.

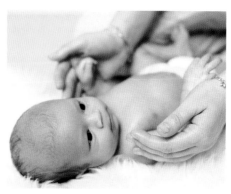

4 Faites glisser vos mains sur ses épaules puis le long de ses bras sans à-coups jusqu'à ses mains. Un bébé détendu a tendance à ouvrir les poings ; ne le forcez jamais si ce n'est pas son cas.

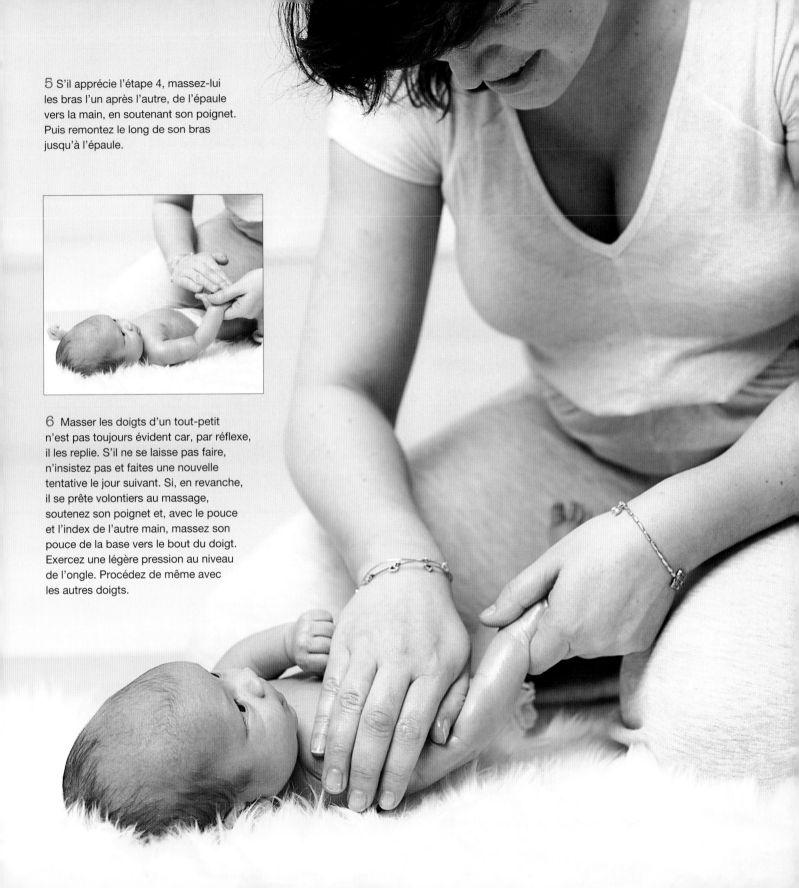

5 S'il apprécie l'étape 4, massez-lui les bras l'un après l'autre, de l'épaule vers la main, en soutenant son poignet. Puis remontez le long de son bras jusqu'à l'épaule.

6 Masser les doigts d'un tout-petit n'est pas toujours évident car, par réflexe, il les replie. S'il ne se laisse pas faire, n'insistez pas et faites une nouvelle tentative le jour suivant. Si, en revanche, il se prête volontiers au massage, soutenez son poignet et, avec le pouce et l'index de l'autre main, massez son pouce de la base vers le bout du doigt. Exercez une légère pression au niveau de l'ongle. Procédez de même avec les autres doigts.

La tête et le visage

Le visage d'un nourrisson est extrêmement sensible. Posez délicatement vos doigts sur son front et répétez plusieurs fois le même mouvement : peu à peu, il se détendra et s'endormira comme un bienheureux.

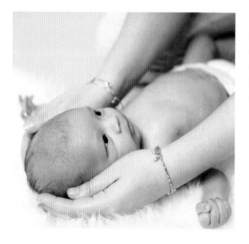

1 Prenez la tête de votre bébé dans le creux de vos mains. Il est important qu'il se sente bien.

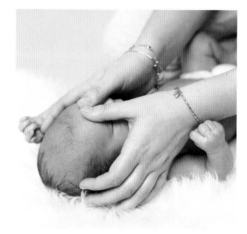

2 Avec la pulpe des pouces, faites de petits mouvements circulaires sur son front, en partant du centre pour aller jusqu'aux tempes, puis derrière les oreilles. Répétez ce geste trois fois.

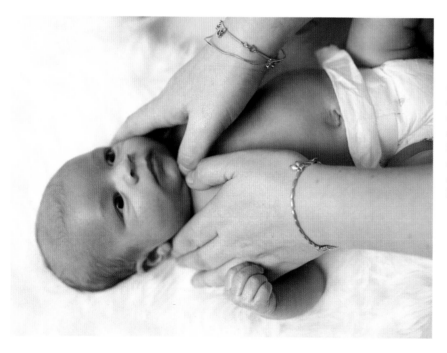

3 Caressez son menton avec la pulpe des pouces. S'il semble apprécier, recommencez mais en partant cette fois des ailes du nez jusqu'aux oreilles en suivant la base des pommettes. Toucher la joue d'un bébé va déclencher chez lui un réflexe de succion : il ouvrira la bouche et cherchera à téter.

Petites caresses sur le dos

Un nouveau-né peut ne pas être apte à un massage du dos avant son deuxième mois, période à laquelle la colonne vertébrale se déroule au niveau de la nuque. Avant d'entamer ce type de massage, demandez un avis médical. Assurez-vous également que les voies aériennes de votre bébé sont dégagées, pour qu'il puisse respirer correctement si vous le couchez sur le côté.

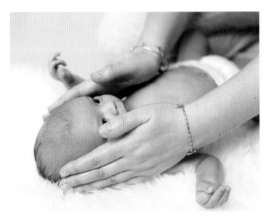

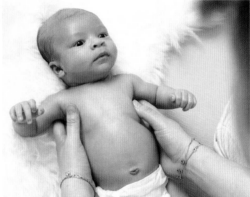

Vous pouvez terminer la séance, Bébé toujours sur le dos, en caressant chaque côté de sa tête, puis en passant sous ses épaules, ses bras, son dos, ses fesses et ses jambes. Faites le massage trois fois de suite. La douceur et la fluidité du mouvement apaiseront votre enfant.

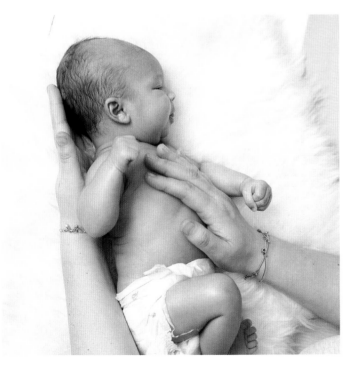

Vous pouvez aussi le coucher sur le côté et laissez glisser votre main du sommet de sa tête jusqu'à ses reins, tout en exerçant une légère pression sur sa poitrine avec votre autre main. Se sentant parfaitement sécurisé et détendu, il s'endormira sûrement.

Une chanson douce que me chantait ma maman...

Pourquoi ne pas accompagner les massages de votre berceuse préférée ou d'une chanson de votre composition ? Pour votre bébé, vous êtes une diva même si vous chantez faux !
Les tout-petits aiment les chansons, même les plus simples ; elles stimulent leur développement cérébral quelles que soient les compétences du chanteur.

Soulager les maux de ventre

Les coliques du nourrisson restent un mystère. Bien que n'étant pas considérées comme des maladies, elles empoisonnent littéralement la vie des bébés et de leurs parents, désarmés devant les pleurs. Le reflux ou la régurgitation sont encore plus difficiles à gérer. En attendant que tout rentre dans l'ordre, les massages peuvent soulager votre bout de chou, qui pleure parce qu'il a mal mais aussi parce que vous lui communiquez votre stress. Le masser vous aidera à évacuer votre tension et à lui venir en aide plus efficacement. Pour ce type de massage, soyez particulièrement attentive aux réactions de Bébé. S'il fronce les sourcils ou montre son mécontentement, diminuez la pression et attendez quelques instants.

Reprenez. S'il continue à montrer des signes de désaccord, arrêtez immédiatement.

Attention !

- Assurez-vous auprès d'un médecin que les douleurs abdominales sont bien dues à des gaz, des coliques ou de la constipation, et non à une pathologie.
- Ne massez pas votre bébé lorsqu'il est en pleine crise de coliques. Essayez de repérer vers quelle heure ont habituellement lieu les pleurs du soir et massez votre enfant une demi-heure à une heure avant celle-ci.

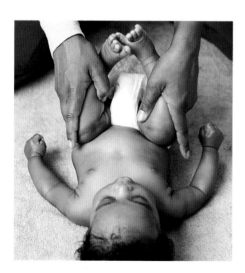

1 Avant le massage proprement dit, posez vos mains sur les tibias de votre bébé et repoussez doucement ses jambes contre son ventre puis relâchez. Répétez trois fois de suite ce mouvement qui détend et soulage la douleur.

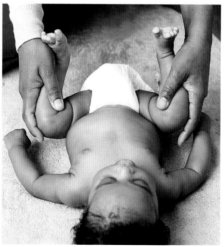

2 S'il apprécie, dessinez délicatement avec ses jambes des mouvements circulaires de l'intérieur vers l'extérieur. Veillez à ce que ses fesses restent collées au tapis.

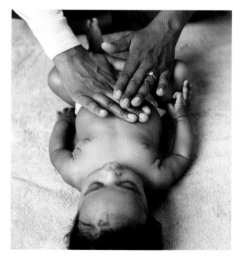

3 Posez vos mains l'une sur l'autre sur son ventre, pour vérifier s'il est dur ou ballonné. Adaptez vos gestes à ses réactions, en relâchant la pression si besoin. Les mains toujours dans la même position, massez son abdomen juste sous la cage thoracique, dans le sens des aiguilles d'une montre, trois fois.

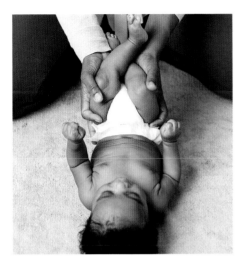 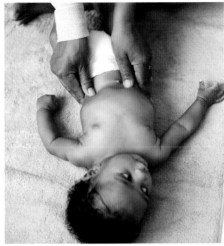 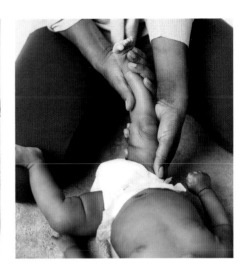

4 Enveloppez ses hanches et l'arrière de ses cuisses. Croisez ses jambes dans un sens puis dans l'autre en exerçant une légère pression, en veillant toujours à ne pas décoller ses fesses du tapis.

5 Tenez le bas de son dos et sa taille. Avec la pulpe du pouce, exercez de légères pressions du milieu de l'abdomen, juste sous le nombril, vers les côtés. Si votre bébé est constipé, faites le massage trois fois de suite.

6 Le massage des jambes va aussi aider. Prenez sa cheville dans une main et sa cuisse dans l'autre. Avec le pouce, massez du bas de sa cuisse vers sa hanche (attention à ne pas appuyer au niveau de l'aine), puis redescendez de la même manière jusqu'à sa cheville.

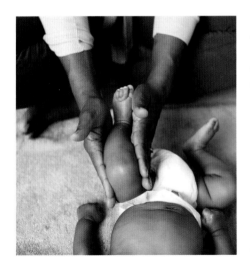 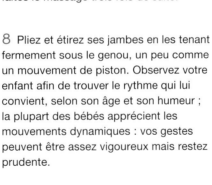

8 Pliez et étirez ses jambes en les tenant fermement sous le genou, un peu comme un mouvement de piston. Observez votre enfant afin de trouver le rythme qui lui convient, selon son âge et son humeur ; la plupart des bébés apprécient les mouvements dynamiques : vos gestes peuvent être assez vigoureux mais restez prudente.

Une fois le massage terminé, enveloppez votre enfant dans une serviette de bain ou une couverture afin qu'il n'ait pas froid, pendant ce dernier petit moment de relaxation. S'il s'énerve, prenez-le tout contre vous et promenez-vous doucement pour le calmer (voir page 19). L'idéal serait de réitérer cette séance tous les jours pour en optimiser les bienfaits.

7 Pour finir de décontracter les jambes, prenez sa cuisse entre vos paumes et descendez en faisant des mouvements d'avant en arrière comme si vous rouliez une pâte. Faites très doucement au niveau des articulations du genou et de la cheville.

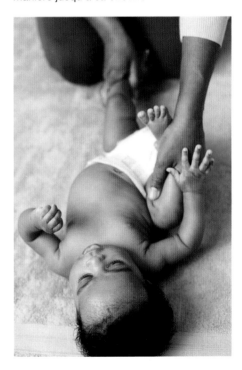

Désencombrer les bronches

Cette séance, idéale pour décongestionner la poitrine, est également recommandée en prévention, pour les enfants qui ont des personnes asthmatiques dans leur famille. Avant de commencer, enduisez vos mains d'huile pour faciliter le massage (voir page 22). Pendant la journée, n'hésitez pas à porter votre bambin bien droit, en appui sur votre épaule (voir page 19) en lui caressant doucement le dos.

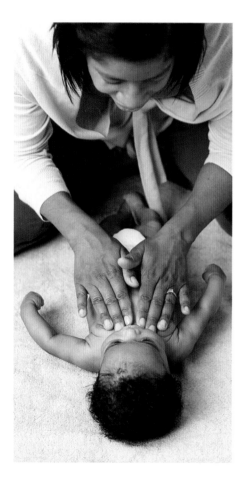 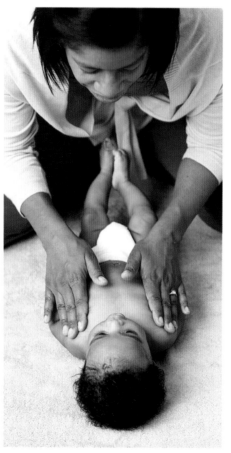 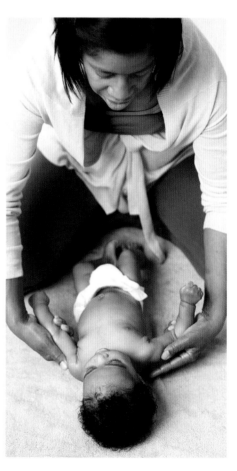

1 Posez vos mains à plat sur sa poitrine puis, avec un mouvement de va-et-vient, exercez une légère pression du bout des doigts.

2 En gardant les mains dans la même position, amenez vos pouces sur son sternum au milieu de sa poitrine. Puis faites glisser vos mains vers ses épaules. La pression doit rester légère et uniforme. Revenez au centre de la poitrine mais cette fois, sans appuyer. Répétez le massage trois fois de suite.

3 Glissez vos mains sous ses épaules et, par un mouvement lent, doux et fluide, caressez ses bras en descendant jusqu'aux poignets. Répétez trois fois.

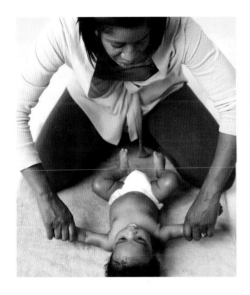

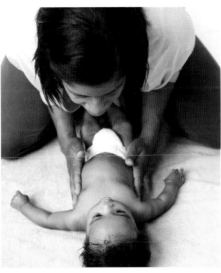

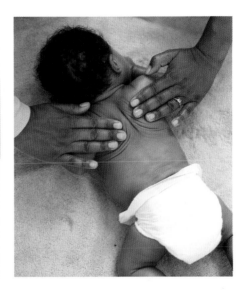

4 S'il apprécie, prenez ses bras, vos doigts sur le dessus et vos pouces dessous. Faites glisser vos mains jusqu'à ses poignets en baissant puis levant ses bras pour les ouvrir au maximum. Répétez le mouvement trois fois.

5 Posez les mains à plat au milieu de sa poitrine et faites-les glisser doucement sur les côtes puis sous lui jusqu'à ce que vos doigts se rejoignent. Votre enfant appréciera peut-être un léger balancement que vous provoquerez en exerçant une douce pression sur un côté puis sur l'autre.

6 Allongez-le confortablement sur le ventre. Avec vos paumes, massez le haut de son dos, de haut en bas, en partant de la nuque. Ensuite, appuyez légèrement avec la pulpe de vos doigts.

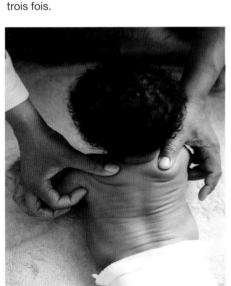

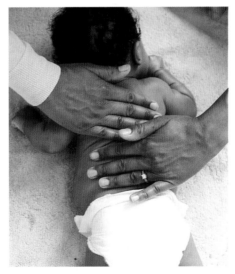

9 Enduisez de nouveau généreusement vos mains d'huile de massage. Posez une main sur les épaules de votre bébé et l'autre sur sa taille, mais dans le sens opposé. Avec la pulpe des doigts, massez tout le dos en exerçant une légère pression et en vous éloignant progressivement de la colonne vertébrale, puis dans le sens contraire. Faites attention à ne pas toucher sa colonne vertébrale. Recommencez une fois.

Une fois le massage terminé, enveloppez chaudement votre bébé dans une serviette de bain ou une couverture et prolongez ce moment de tendresse par un câlin.

7 S'il semble content, dessinez de petits cercles à la base du cou, du centre vers l'extérieur, avec vos pouces.

8 Apposez vos mains sur son dos et caressez-le des épaules aux lombaires en un geste fluide. Recommencez deux à trois fois.

Le toucher positif

Dans tous les massages destinés aux enfants, on retrouve le toucher positif. Cette notion implique que le fait d'être touché ou massé par quelqu'un de confiance nous affecte positivement, en nous procurant une sensation de bien-être physique et psychologique. Voici donc quelques mouvements spécifiques qui vont vous permettre d'apaiser et sécuriser les tout-petits.

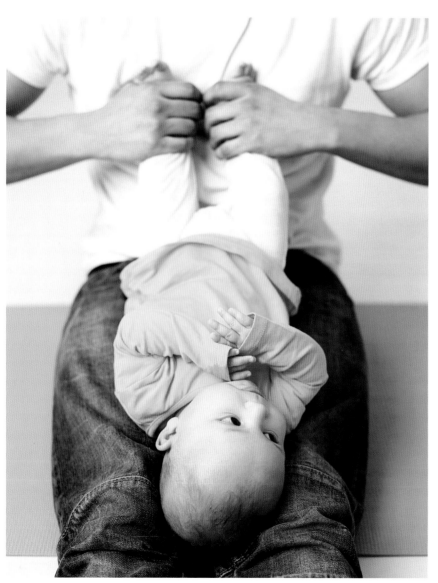

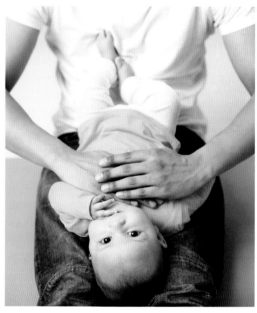

Tenir les pieds de Bébé

Tenir les pieds de votre enfant dans vos mains et contre vous peut le rassurer, notamment dans les moments de colère où il bouge bras et jambes en pleurant, ou met ses mains sur son visage sans arriver à se calmer, ou encore quand il refuse les câlins et fuit votre regard. C'est également une manière de lui dire « Je t'aime » même si vous êtes contrariée et avez du mal à vous investir dans un moment câlin. Une fois calmé (que ce soit lui ou vous !), lâchez ses pieds et posez doucement vos mains sur sa poitrine.

Points de relaxation de son visage

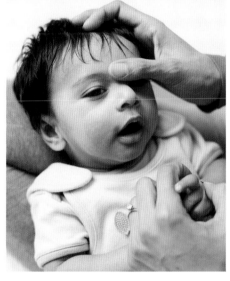 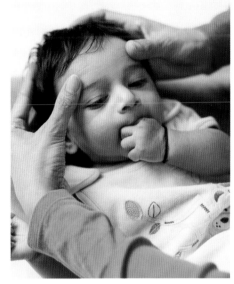 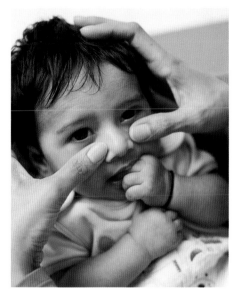

- Le nez : appuyez doucement la pulpe du pouce sur le point situé entre ses sourcils et caressez lentement l'arête de son nez plusieurs fois de suite. Dans de nombreuses sociétés, cette pratique est utilisée pour endormir les enfants.

- Le front : enveloppez sa tête entre vos mains et posez vos pouces à plat au milieu de son front. Massez doucement en faisant des allers-retours vers les tempes. Il devrait fermer peu à peu les yeux et finir par s'assoupir.

- Les ailes du nez : posez doucement la pulpe des pouces de chaque côté de ses narines et massez doucement vers le bas et les pommettes. C'est particulièrement bénéfique chez les enfants enrhumés car cela contribue à dégager les voies aériennes.

Le massage de l'oreille

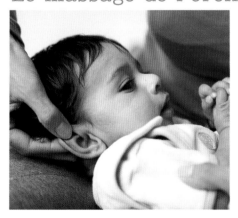

Prenez le bord supérieur de son oreille entre votre pouce et votre index, puis descendez jusqu'au lobe en exerçant de légères pressions, comme si vous faisiez des petits points de couture. Massez le lobe en dessinant de petits cercles et en appuyant très délicatement. Procédez de même pour l'autre oreille. Ce massage, ancestral et très courant en Orient, aide à rééquilibrer les différents systèmes du corps et peut sans danger être pratiqué chez les tout-petits.

2. Premier yoga

Dans le yoga, le toucher et le mouvement sont complémentaires. Chez de nombreux peuples, les massages sont dispensés dès le plus jeune âge, alors que pour nous, Occidentaux, le contact physique se limite souvent aux baisers, aux câlins ou aux accolades. Si votre bébé n'est pas réceptif aux massages présentés au chapitre 1 ou si vous ne vous sentez pas assez à l'aise pour vous lancer dans cette pratique, le yoga vous permettra de mettre en place un contact physique et donc, une communication parent-enfant basée sur le corps, dès la naissance. Quelle que soit la discipline choisie pour commencer, elle vous aidera à aborder l'autre. Nous avons vu que les massages favorisent la relaxation chez la mère et l'enfant, alors que le yoga stimule le bébé qui découvre avec plaisir de nouveaux mouvements. Au fil des jours, vous prendrez de l'assurance et pourrez combiner massages et yoga afin de répondre aux besoins spécifiques de votre enfant selon le moment de la journée, son évolution physique et psychique, mais aussi votre humeur et vos envies à tous les deux.

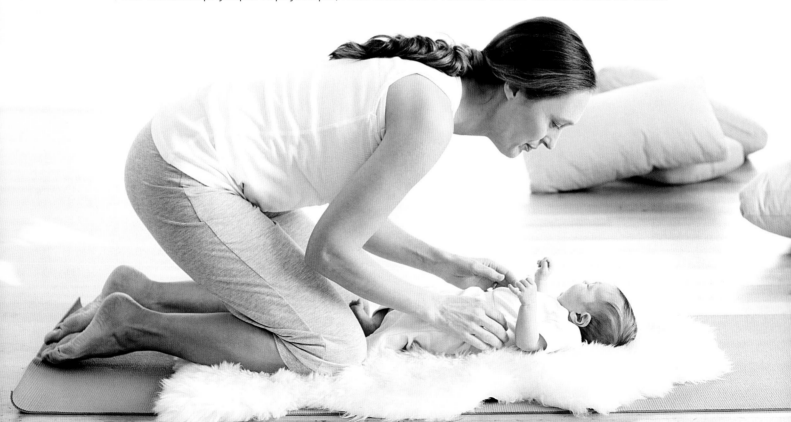

La caresse « Bonjour »

Ces gestes augmentent la température corporelle, stimulent la circulation sanguine et favorisent les étirements contrairement aux positions recroquevillées (voir page 20). Que vous soyez à genoux ou assise jambes tendues, n'hésitez pas à étirer vos bras pour caresser largement son corps. Dites-lui « Bonjour » et prononcez son prénom afin qu'il sache que toute votre attention se porte sur lui.

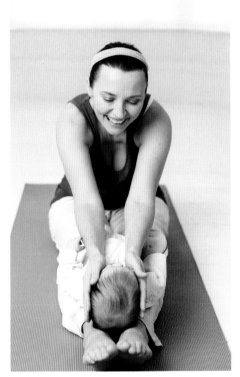 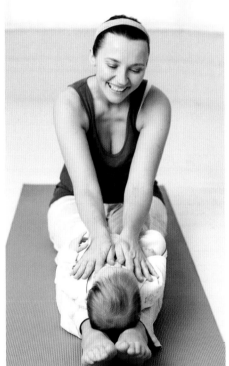 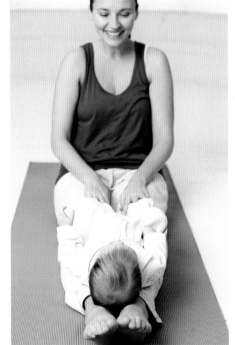

Respirez profondément. Tendez les bras et posez vos mains de chaque côté de la tête de votre bébé. Glissez vos mains sur sa poitrine et ses jambes. Terminez en tenant ses pieds quelques secondes. Recommencez trois fois de suite.

Variante

Si votre bébé n'aime pas qu'on lui touche la tête, posez vos mains sur ses épaules. Vous pouvez également les faire glisser le long de son dos, de ses fesses (sans les décoller du sol) et à l'arrière de ses jambes. N'oubliez pas de lui dire « Bonjour » et de prononcer son prénom.

Premiers exercices du bassin

Dès que vous faites du yoga avec un bébé, les mouvements proposés ci-dessous sont incontournables. Ils tonifient les muscles les plus profonds et stimulent les systèmes nerveux et endocrinien.

La base de la colonne vertébrale joue un rôle essentiel dans la tonicité, l'équilibre, la souplesse du corps mais aussi dans la fluidité et la liberté des mouvements. Certains bébés sont extrêmement souples, voire presque hyperlaxes, alors que d'autres sont étonnamment raides. Le yoga permet de trouver un équilibre entre les deux et il améliore la symétrie, notamment au niveau des hanches, tout en respectant la mobilité,

qui peut être plus grande d'un côté que de l'autre. Faites attention de ne jamais aller au-delà des possibilités de votre bébé : laissez-vous guider par ses aptitudes. Essayez de vous concentrer sur votre respiration, elle rythmera vos mouvements. Si votre nouveau-né ou votre bébé est particulièrement sensible, faites les mouvements 1, 2, 3, 6 et 7 puis, peu à peu, ajoutez les mouvements 4 et 5. Si vous entendez un petit claquement au niveau des hanches, passez plus de temps sur les mouvements 6 et 7. Pensez toutefois à vérifier que tout va bien auprès d'un médecin.

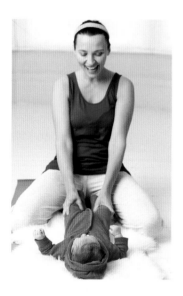

1 En prenant les jambes de votre bébé juste sous ses genoux, captez son regard et voyez s'il est réceptif (voir page 14).

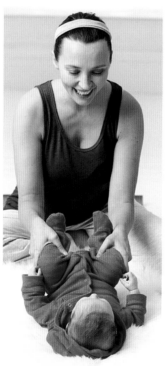

2 Fléchissez ses jambes et, sans exercer de pression directe sur ses genoux, amenez ses cuisses contre son abdomen. Relâchez et recommencez deux ou trois fois. Augmentez ou diminuez la pression en fonction de sa réaction ; même si un nourrisson peut supporter que l'on appuie assez fort, arrêtez-vous dès qu'il manifeste son mécontentement. Alterner pression et relâchement stimule la digestion et atténue la constipation.

3 En gardant vos mains sur ses mollets et ses tibias fléchies, dessinez des petits cercles dans le sens des aiguilles d'une montre puis dans le sens inverse. Ce sont ses premiers mouvements de rotation articulaire, il faut bien vérifier que ses fesses restent collées au tapis.

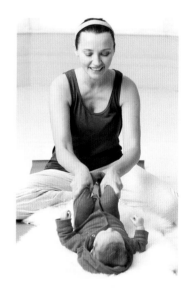

4 Continuez en fléchissant puis étirant ses jambes plusieurs fois de suite. Dans un premier temps, le mouvement de pédalier est lent. Vous pourrez accélérer progressivement le rythme lorsque votre bébé sera habitué à cet exercice.

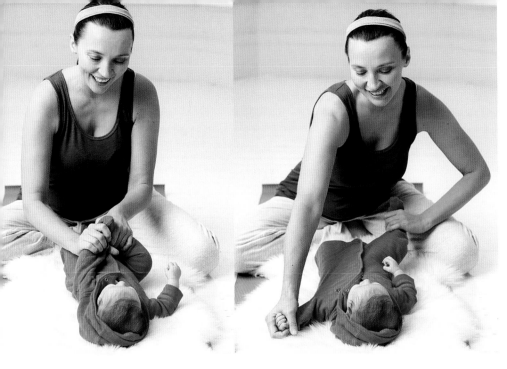

5 L'étirement bras-jambe opposée se passe en deux temps. Tout d'abord, rapprochez son pied droit de sa main gauche. Relâchez et rapprochez le pied gauche et la main droite. S'ils ne se touchent pas, ne forcez pas le mouvement.

Dans un second temps, tendez la jambe droite et le bras gauche de votre bébé et inversement. Faites-le avec circonspection, tous les petits n'apprécient pas ce mouvement, notamment les prématurés. Dans ce cas, n'insistez pas et attendez qu'il sache s'étirer de lui-même pour faire cet exercice.

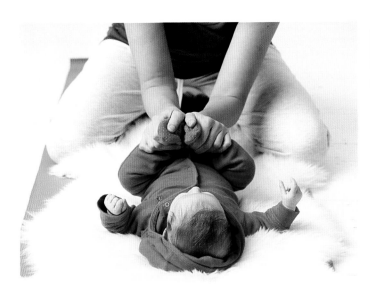

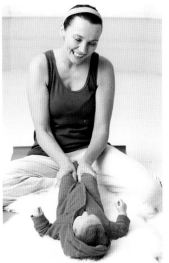

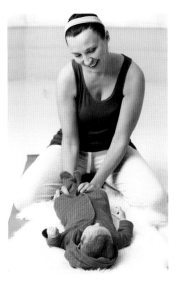

6 Comme la posture du papillon traditionnelle, ce mouvement stimule l'articulation des hanches et tonifie les muscles du bas du dos. Prenez les pieds de votre bébé dans vos mains, les pouces sur ses talons et les quatre autres doigts autour de ses chevilles. Rapprochez ses plantes de pied puis tapotez-les doucement l'une contre l'autre, en lui parlant ou en chantonnant, ce sera plus ludique. Lorsque votre enfant sera habitué, vous pourrez amener ses pieds vers son abdomen puis relâcher pour renforcer l'action.

7 À partir de la posture du papillon, tendez ses jambes en veillant à rentrer légèrement ses genoux. Répétez le mouvement trois fois. C'est une manière douce et rythmée de terminer cette première séance.

8 Pour conclure, tenez ses pieds pendant quelques secondes pour le détendre.

Quelques exercices complémentaires

Lorsque votre enfant sera habitué aux mouvements présentés pages 38 et 39, vous pourrez ajouter un nouvel exercice de temps en temps. Tous les enfants aiment la nouveauté, notamment si elle s'intègre harmonieusement dans une routine déjà bien établie. Dans tous les cas, restez à l'écoute : un bébé de trois mois sait parfaitement exprimer ce qu'il aime ou pas.

Premières rotations (complément de l'étape 3)

Changez la position de vos mains de manière à avoir le pouce sur le mollet et les quatre autres doigts sur le tibia. Faites passer doucement une jambe par-dessus l'autre en veillant à ce que la hanche reste le plus près possible du tapis. Cet exercice aidera votre enfant à intégrer les bons réflexes de posture au fur et à mesure qu'il évolue physiquement et mentalement.

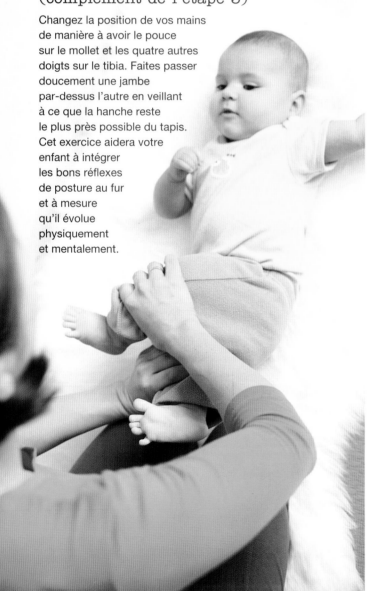

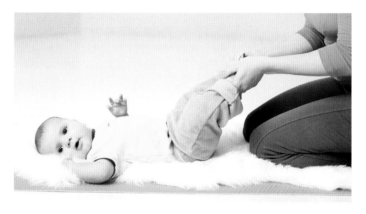

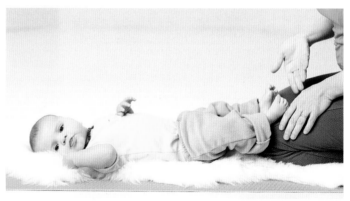

Le lever-lâcher (complément de l'étape 7)

En tenant ses chevilles, levez un peu ses jambes puis lâchez-les. Vous pouvez accompagner vos gestes des phrases « Je soulève » et « Je lâche ». Avec cet exercice, l'enfant va pouvoir découvrir la notion d'opposés bien avant d'en comprendre le concept. Il va aussi adorer, tant qu'il se sent sécurisé, ce petit frisson provoqué par la surprise. C'est l'idéal après une série de mouvements du bassin mais aussi pour calmer un enfant en colère qui bat des jambes et se cambre.

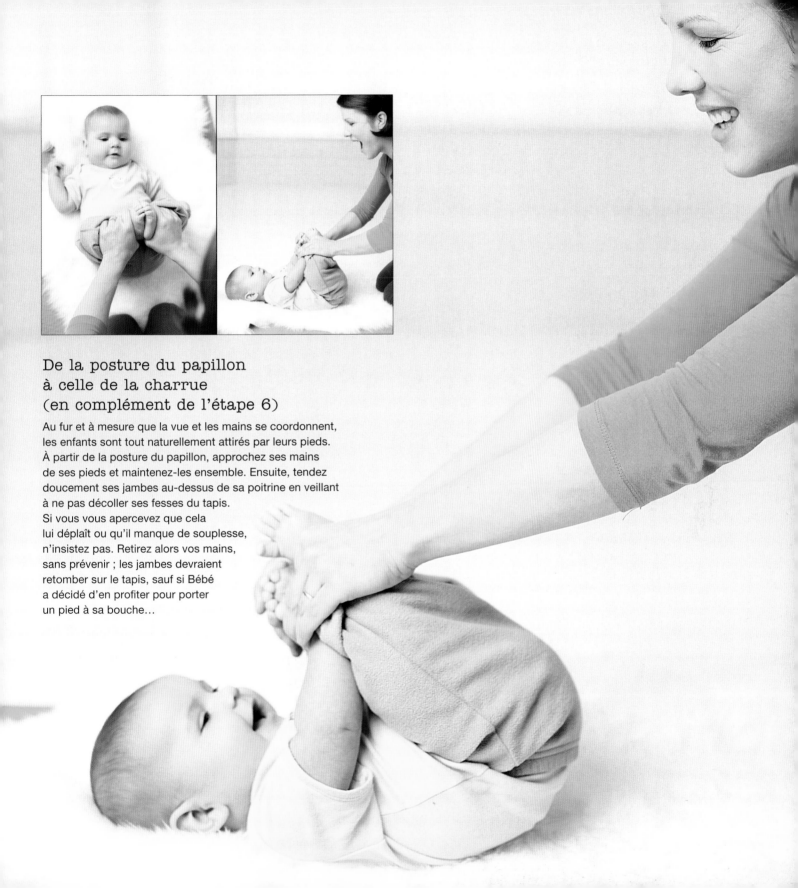

De la posture du papillon
à celle de la charrue
(en complément de l'étape 6)

Au fur et à mesure que la vue et les mains se coordonnent,
les enfants sont tout naturellement attirés par leurs pieds.
À partir de la posture du papillon, approchez ses mains
de ses pieds et maintenez-les ensemble. Ensuite, tendez
doucement ses jambes au-dessus de sa poitrine en veillant
à ne pas décoller ses fesses du tapis.
Si vous vous apercevez que cela
lui déplaît ou qu'il manque de souplesse,
n'insistez pas. Retirez alors vos mains,
sans prévenir ; les jambes devraient
retomber sur le tapis, sauf si Bébé
a décidé d'en profiter pour porter
un pied à sa bouche…

À plat ventre...

Cette séance, qui associe massage et yoga, est agréable pour les petits ventres souvent sensibles. Pensez à vous installer confortablement (sur un tapis de gymnastique, un lit ou un canapé), jambes étendues, le dos en appui. Votre bébé étant allongé sur le ventre en travers de vos cuisses, impossible

de lire dans ses yeux s'il est content ou non, mais si son dos est tendu et qu'il se tortille dans tous les sens, il y a fort à parier qu'il n'apprécie pas. Calez-le alors tendrement contre votre épaule (voir page 19) et caressez-lui le dos. Laissez passer deux ou trois jours avant de faire une nouvelle tentative.

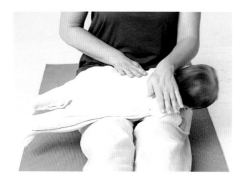

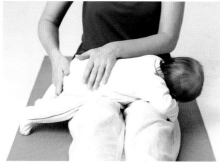

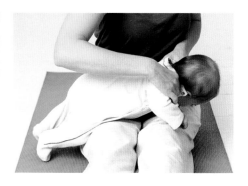

1 En positionnant votre petit, prenez garde à ce que le haut de sa poitrine soit en appui sur votre cuisse et sa tête parfaitement maintenue, qu'il la tienne tout seul ou pas encore. Massez son dos par un mouvement de va-et-vient des épaules jusqu'aux fesses. Faites trois allers-retours, en veillant à ne jamais appuyer sur sa colonne vertébrale.

2 Posez une main contre ses fesses et l'autre sur le bas de son dos, en forme de cuillère pour ne pas appuyer sur la colonne vertébrale. Amenez doucement cette main jusqu'à toucher la première, maintenez quelques secondes puis relâchez.

3 Posez le bout de vos doigts de chaque côté de son cou, puis descendez vers le dos en tapotant délicatement, comme une petite pluie sur sa peau. Adaptez le rythme et l'intensité en fonction de sa réaction et finissez par quelques douces caresses.

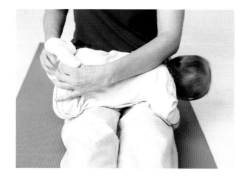

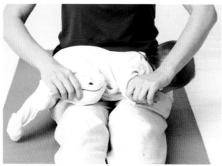

4 On continue avec de petits étirements. Pour cela, prenez ses chevilles sans les comprimer, les doigts sur les tibias et les pouces en opposition. Rapprochez ses pieds de ses fesses comme dans la posture du papillon (voir page 39), puis relâchez.

5 Si votre bébé est réceptif, rapprochez le plus possible, mais sans forcer, le genou du coude en tenant la cheville et le poignet les plus éloignés de vous, puis relâchez. Recommencez trois fois pour bien détendre ses membres.

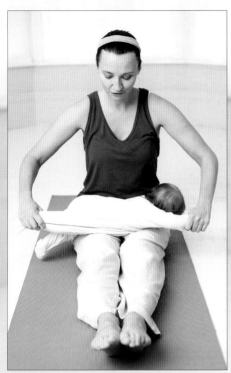

6 Prenez à nouveau la cheville
et le poignet les plus éloignés de vous,
en plaçant vos pouces à l'intérieur
et les autres doigts à l'extérieur des
membres. Étirez avec précaution le
bras et la jambe de votre enfant qui
ne manquera pas de vous faire savoir
s'il apprécie ou non. Comme toujours,
n'allez pas contre sa volonté. Réalisez
cet étirement une seule fois et relâchez
complètement.

7 Pour terminer la séance dans
le calme et la sérénité, posez une main
sur le sommet de sa tête et l'autre sur
ses plantes de pied. Cette position donne
un sentiment de sécurité et est très
bénéfique pour les nouveau-nés dont
la naissance a été longue et difficile.

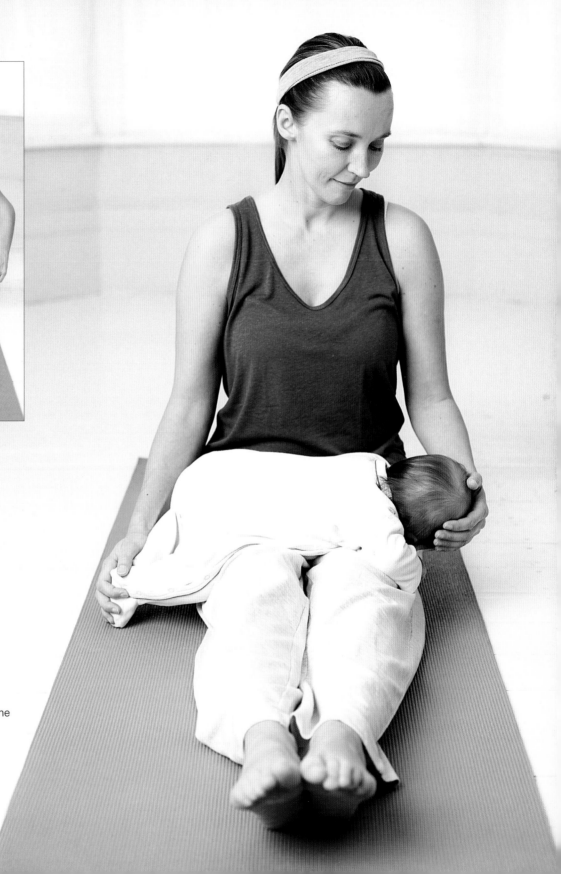

Petites roulades

Bercer et faire rouler un bébé sur lui-même est profitable à son développement cérébral, et plus particulièrement celui de la partie du cerveau qui permet de s'orienter dans l'espace et de rester en équilibre. Avant même sa naissance, Bébé aura expérimenté les galipettes. Après celle-ci, il continuera dans son berceau, puis osera des roulades plus audacieuses sur vos genoux ou son tapis d'éveil. Le rythme de cette évolution dépend de chaque individu qui, pour se lancer, a besoin de se sentir en sécurité.

Le yoga destiné aux tout-petits a pour objectif d'apporter à votre enfant la stimulation dont il a besoin à une période précise.
Observez attentivement sa réaction chaque fois que vous passez à des mouvements plus amples. N'hésitez pas à revenir en arrière dès que vous notez de l'inquiétude ou de l'inconfort, et attendez quelques jours avant de faire une nouvelle tentative.

Dans les bras

1 Quart de roulade

Prenez votre bébé dans vos bras comme à la page 18. Sécurisez-le en posant une main sur le bras le plus éloigné et en passant votre autre bras entre ses jambes, la main venant sur sa hanche. Tournez-le en amenant son dos contre votre ventre puis revenez à la position initiale. En général, même les bébés les plus sensibles apprécient ce mouvement.

2 Demi-roulade

La position initiale est la même que précédemment. Procédez d'abord comme pour le quart de roulade puis ramenez-le vers vous en levant le coude qui soutient sa tête. Ce mouvement lui apprend à s'éloigner puis à se rapprocher de vous, donc de la maison. Il est rassuré car, même s'il vous perd de vue, il vous retrouve chaque fois que vous le remettez sur le dos.

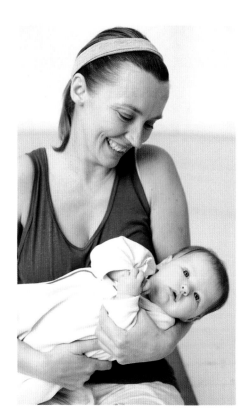

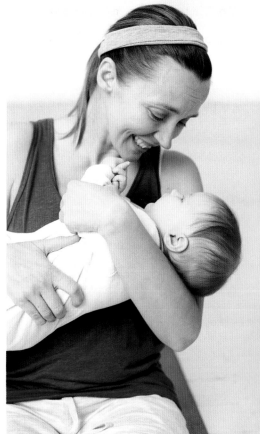

Roulade et lâcher

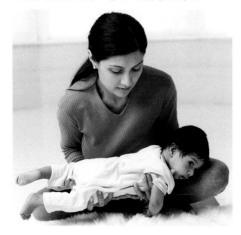

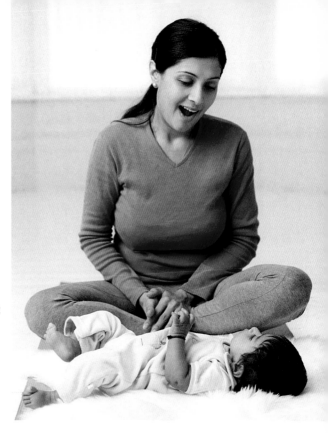

1 Votre bébé est allongé sur le ventre, en travers de vos jambes, le haut du buste et les hanches posés sur vos avant-bras. Soulevez-le tranquillement à deux ou trois centimètres de votre tapis.

2 Baissez les mains sans les contracter et levez légèrement les coudes afin de le laisser rouler jusqu'au sol. Comme tous les petits mammifères, votre enfant est prédisposé à la roulade, il sera donc parfaitement détendu. Il sera sûrement surpris mais ravi de ce nouveau jeu. Cet exercice est une excellente préparation pour les galipettes auxquelles il s'essaiera spontanément dans quelque temps, et donne de l'assurance à ceux qui sont plus craintifs.

Roulade complète

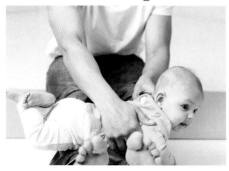

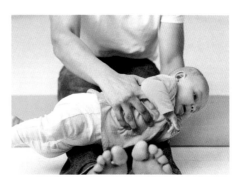

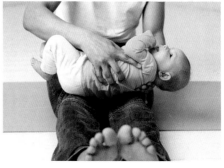

1 Pour faire rouler sans danger un petit sur vos jambes, il doit contrôler parfaitement les mouvements de sa tête. Ne vous y risquez pas tant qu'il n'est pas capable de la relever, une fois à plat ventre.

2 Pour que ce soit confortable, vos mains doivent être parfaitement synchronisées. L'une doit stabiliser l'épaule sur laquelle il roule tandis que l'autre guide sa hanche. Cette coordination assure la fluidité du mouvement.

3 Faites d'abord une roulade seulement de vos cuisses jusqu'à vos tibias. Observez sa réaction avant de le faire revenir vers vous ou d'aller jusqu'à vos pieds. Ne vous inquiétez pas, votre technique et celle de votre bébé vont évoluer ensemble. Ce petit exercice semble être une spécialité des papas qui, d'ailleurs, y excellent.

Soulever Bébé
en préservant son dos

Profitez de ce que votre bébé est encore petit et ne pèse que quelques kilos pour apprendre à le soulever et à le poser dans son lit ou sur le sol sans vous faire mal au dos. Par ailleurs, des mouvements parfaitement contrôlés et fluides faciliteront votre vie quotidienne de maman et aideront votre bout de chou à prendre conscience de son corps, à gagner en assurance et en agilité.

Nouveau-nés :
blottis tout contre Maman

Pour soulever et poser un nouveau-né en douceur, vous pouvez l'amener en appui contre votre épaule comme à la page 19. Pour cela, mettez votre main droite (si vous êtes droitière, ou la gauche, si vous êtes gauchère) sous ses fesses et l'autre sous sa tête et prenez-le contre votre épaule. Il est plus facile de s'entraîner agenouillée sur un tapis. Votre cœur et le sien vont se retrouver l'un contre l'autre, à l'unisson. Votre bébé aime vous sentir tout contre lui. Pour le poser, penchez-vous doucement en avant en soutenant fermement ses fesses et sa tête. Parlez-lui et souriez-lui. Rassuré, il s'endormira paisiblement après votre départ.

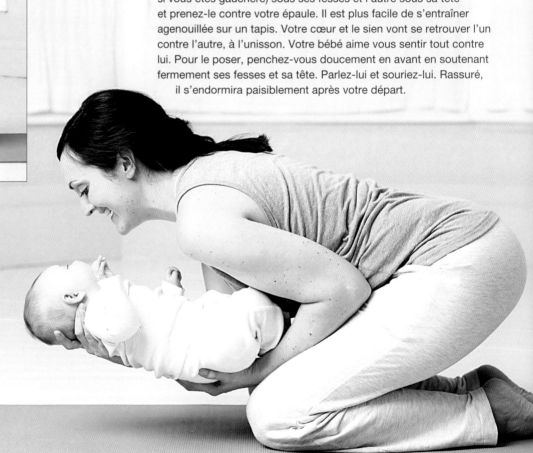

Se relever en retournant Bébé

La technique ci-dessous est celle que des millions de parents adoptent spontanément, dans tous les pays du monde, pour soulever un enfant allongé sur le sol, qu'il ait trois mois ou trois ans.

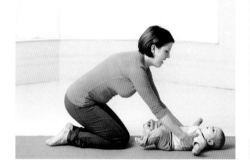

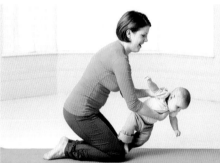

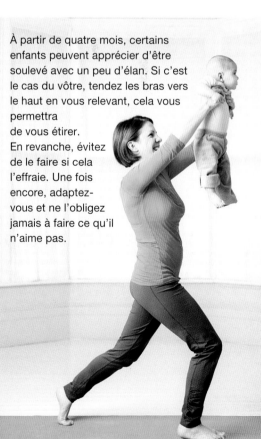

1 À genoux face à votre bébé, glissez votre main la plus forte (la droite, si vous êtes droitière) sur ses côtes, à l'aisselle. Le pouce et l'index de votre autre main tiennent son autre bras, à l'aisselle également.

2 Avec la main sur ses omoplates, faites un mouvement de bascule pour l'amener à vous tourner le dos, votre avant-bras servant de « rampe » sur laquelle s'appuie sa poitrine, et votre autre main, de stabilisateur. Vous pourrez ensuite soutenir ses fesses avec cette dernière. Avec un peu de pratique, vous pourrez le soulever aussi bien que le coucher de cette manière.

3 Tant qu'il n'est pas trop lourd, il est possible de le retourner simplement en ouvrant un peu le bras qui le tient et en le faisant pivoter vers vous alors que vous vous relevez. Si, durant votre grossesse, vous avez ressenti des douleurs au niveau de la ceinture pelvienne, il est préférable d'éviter de passer de la position agenouillée à la position debout dans les mois qui suivent l'accouchement. Dans ce cas, restez debout et fléchissez les genoux avant de suivre les étapes 1 et 2.

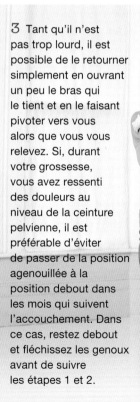

4 Votre bébé devenant de plus en plus lourd, asseyez-le sur l'un de vos genoux avant de prendre appui sur votre pied arrière pour vous relever. Ensuite, vous pouvez le tourner vers vous. Avec l'habitude, le mouvement gagnera en fluidité.

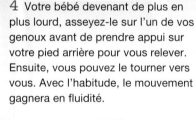

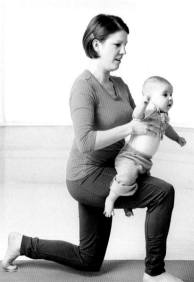

À partir de quatre mois, certains enfants peuvent apprécier d'être soulevé avec un peu d'élan. Si c'est le cas du vôtre, tendez les bras vers le haut en vous relevant, cela vous permettra de vous étirer. En revanche, évitez de le faire si cela l'effraie. Une fois encore, adaptez-vous et ne l'obligez jamais à faire ce qu'il n'aime pas.

Petits balancements

Tous les bébés aiment être balancés et partir à la renverse. Cela fait partie de l'héritage des humains qui, durant des milliers d'années ont été, dès la naissance, portés sur des terrains parfois difficiles. Le yoga permet de reproduire progressivement et en toute sécurité ces différents mouvements indispensables, nous l'avons déjà vu, au bon développement du cerveau. Les premiers temps, bercez votre bébé doucement tout contre vous. Par la suite, vous pourrez l'écarter au fur et à mesure qu'il contrôlera mieux les mouvements de sa tête et renforcera son maintien.

Près du corps

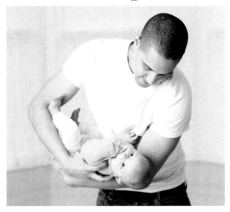 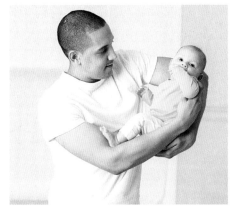

La position en berceau (voir page 18) permet de balancer les plus jeunes sans risque. Pour commencer, faites de petits va-et-vient à l'horizontale, en observant ses réactions. Si votre bébé est effrayé, qu'il tend les bras en l'air, arrêtez-vous immédiatement et faites-lui un câlin. S'il cherche à se rassurer en mettant, par exemple, ses doigts devant sa bouche, il n'a pas peur mais n'est pas encore vraiment à l'aise ; il lui faudra un peu de temps avant d'aller plus loin.

À bout de bras

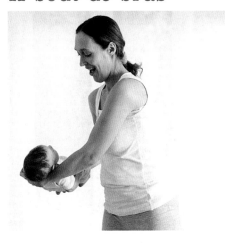 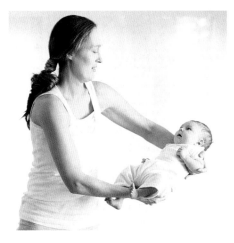

Une fois que les premiers mouvements lui plaisent, passez à l'étape suivante. Décollez vos bras du buste et réalisez un balancement semi-circulaire (et non plus seulement de droite à gauche). Accompagnez le geste en transférant votre poids d'une jambe sur l'autre pour créer un rythme généralement apprécié des tout-petits. Pensez à regarder votre enfant dans les yeux afin de le sécuriser. À tout moment, vous pouvez le rapprocher de vous et reprendre la position en berceau.

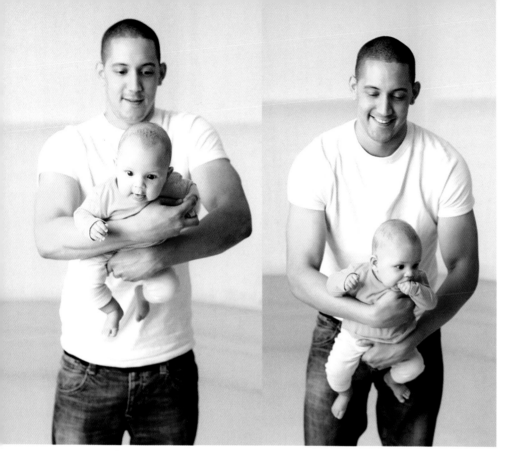

Mini-voltige

Tenez votre bébé dans la position de sécurité (voir page 18), son dos bien en appui contre votre poitrine. Tout d'abord, fléchissez simplement les genoux, pour qu'il puisse expérimenter la sensation provoquée par la descente sans changer de position dans vos bras. Il faut bien faire attention à ce que sa tête reste stable et que son corps soit bien aligné et contre vous au moment où vous fléchissez les genoux. Les nouveau-nés aiment ce mouvement de haut en bas qui les apaise. Un bon moyen de calmer une colique, est de faire cet exercice en marchant et en expirant bien à chaque fléchissement. Dans nombre de pays, les parents font appel également à cette technique pour calmer les bébés en colère.

L'étape suivante sera d'éloigner votre enfant de votre poitrine pour qu'il puisse éprouver la mini-voltige elle-même. Avec de l'entraînement, ces sensations ont la faveur de beaucoup de bambins.

Voltige aérienne... ou presque

Toujours en position de sécurité, tenez ses fesses avec votre main la plus forte, le bras opposé servant de « barrière » devant son buste et la main tenant le haut du bras. Commencez par des petits mouvements d'avant en arrière et si tout se passe bien, amplifiez progressivement le balancement. Les enfants adorent « voltiger » en direction d'un proche ou d'un autre bébé, c'est un des plus sûrs moyens de le rendre joyeux. Chez vous, mettez-vous devant un miroir ; le voir sourire vous rendra le vôtre, les jours où vous n'aurez pas trop le moral.

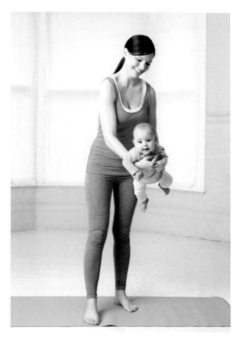

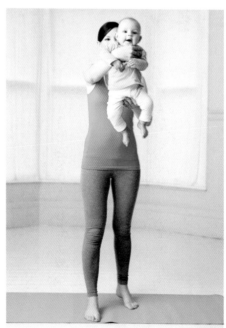

Pratiquer le yoga en famille

Le yoga permet aux bébés d'expérimenter des manières d'être touché et porté différentes du quotidien. Même avec un nouveau-né, nombre de scénarios sont possibles et permettent à tous les acteurs (adultes ou non) de développer une autre relation et de découvrir des qualités qui passeraient inaperçues sans la présence de ce nouveau membre de la famille. Ces moments de yoga proprement dits peuvent déjà contribuer à dissiper le stress et favoriser la détente, même s'il est préférable de clore chaque séance avec les exercices spécifiques de relaxation. Consacrer chaque jour un peu de son temps à cette discipline avec son petit ne peut qu'être bénéfique au couple parent-enfant.

Comme il aime qu'on fasse attention à lui, félicitez-le dès qu'il franchit une étape, aussi petite soit-elle, et montrez-lui que vous l'aimez plus que tout au monde ; sa joie rejaillira sur toute la famille. Lorsque vous massez votre bébé, il n'est pas facile d'impliquer un aîné. Naturellement, c'est toujours à ce moment-là que le plus grand se sent délaissé et réclame votre attention. Pourquoi ne pas lui offrir un poupon ? Il lui permettra de reproduire les gestes qu'il vous a vue faire et ainsi de s'investir dans la séance. Bien que ce livre soit principalement adressé aux mamans, les rôles peuvent être partagés. Il existe autant de combinaisons possibles que de familles.

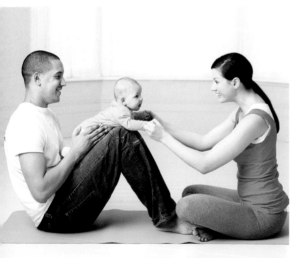

Après une séance en famille, vous redécouvrez votre bout de chou. Le voir lever fièrement la tête pour vous regarder de ses petits yeux vifs est un véritable bonheur.

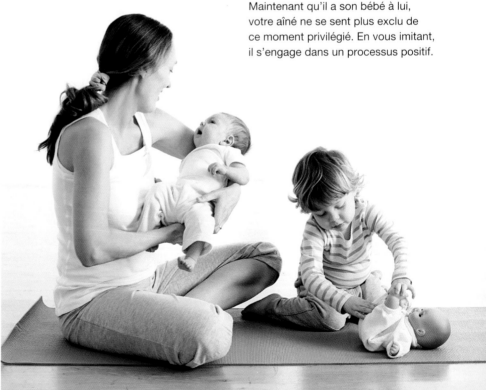

Maintenant qu'il a son bébé à lui, votre aîné ne se sent plus exclu de ce moment privilégié. En vous imitant, il s'engage dans un processus positif.

Se relaxer avec Bébé

Allongez-vous confortablement sur un tapis ou une couverture, jambes tendues ou fléchies si vous trouvez cela plus commode (notamment après l'accouchement). Si vous craignez de vous endormir, réglez votre réveil pour qu'il sonne dix minutes plus tard. Fermez les yeux et autorisez-vous un petit travail d'introspection. Vous allez vous rendre compte que tous vos sens sont tournés vers votre enfant. Depuis sa naissance, vous n'avez de cesse de vous occuper de lui, de guetter ses faits et gestes pour l'apaiser et répondre à ses besoins. Inspirez et expirez profondément pour évacuer la tension accumulée en vous. Soupirez même, si cela vous libère. Oubliez toutes vos obligations, videz votre tête, pour n'être plus qu'ici et maintenant. Faites savoir à votre esprit que vous avez pris un peu de distance. La naissance de votre enfant, qu'il soit le premier ou non, a bouleversé votre vie et il est temps que vous vous retrouviez un peu vous-même. Pour cela, votre inconscient sera d'une plus grande aide lorsque vous vous relaxez que pendant votre sommeil. Plusieurs techniques vous permettront de vous détendre avec votre nourrisson, la première d'entre elles se pratiquant alors qu'il dort.

Si vous sentez se préciser une douleur, une gêne physique, décidez de ce que vous devez faire, puis essayez de vous concentrer sur le bonheur d'avoir votre bébé, là, tout près de vous. Laissez remonter de votre subconscient tout ce qui vous fait du bien. Ne chassez aucune image, aussi futile puisse-t-elle sembler. Relâchez vos mains, paumes ouvertes, prêtes à offrir et recevoir.

Tentez de trouver où s'est accumulée la tension due aux pleurs de votre bébé. Dans votre poitrine ? Dans votre nuque ? Dans le bas de votre dos ou dans les muscles des mollets ? Concentrez-vous aussi sur votre respiration. Autorisez-vous à bâiller lorsque vous expirez, puis expirez trois fois de suite, en laissant échapper le son « humm » de votre bouche. Vos mâchoires vont se décontracter en même temps que le son et les vibrations vous enveloppent.

Lorsque vous maîtriserez cette technique, vous pourrez y avoir recours avec votre bébé après la tétée dans un premier temps, et plus tard dès que vous en éprouverez le besoin.

Quelques séances suffiront pour que votre petit adopte votre rythme ; vous prendrez conscience de l'influence de l'humeur de l'un sur l'autre, ainsi que du pouvoir apaisant de votre respiration.

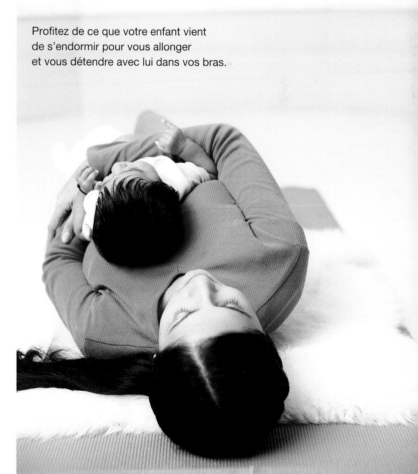

Profitez de ce que votre enfant vient de s'endormir pour vous allonger et vous détendre avec lui dans vos bras.

3. Après quatre mois

Au cours du cinquième mois, les bébés prennent de
plus en plus conscience de leur corps, de la relation
qui les lie à leurs parents et à leur environnement.
Ils adorent communiquer par le jeu, et essaient
d'imiter ce qu'ils voient. Pour exprimer leur plaisir,
ils gazouillent et vocalisent notamment lorsqu'on
leur parle ou qu'on leur chante une chanson.
Ils tiennent leur tête et commencent à explorer
en roulant sur eux-mêmes, en poussant
sur leurs avant-bras ou encore en tentant
de se redresser pour s'asseoir, toutes
ces expérimentations leur procurent
un immense plaisir ou, en cas d'échec,
une forte frustration. Tout ce que nous
avons vu dans les chapitres précédents
est maintenant bien intégré, voire routinier.
Il est temps de franchir une nouvelle étape
et de passer à un yoga plus dynamique
qui répondra au désir des enfants
de découvrir le monde, rassurés
par la proximité sécurisante
d'un adulte.

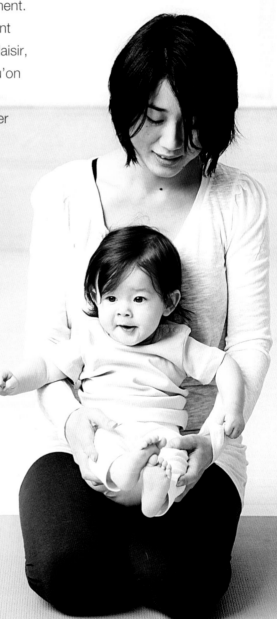

Du tonus !

Si vous massez régulièrement votre bébé et avez déjà fait du yoga avec lui, vous avez très certainement remarqué qu'il est de plus en plus réceptif et expressif. Qu'il aime être balancé, faire des roulades ou se tortiller, ou qu'il préfère les massages et la relaxation, votre bambin va de plus en plus chercher à s'impliquer dans ses activités de prédilection. Toujours fasciné par vous, sa maman, il va vous pousser à trouver de nouveaux jeux lui permettant de mieux communiquer et échanger. Dans ce chapitre, certains étirements, maintenant familiers, vont être amplifiés afin de donner de l'assurance à l'enfant et tonifier ses muscles tandis que de nouveaux éléments seront introduits. Pensez à imprimer un rythme bien défini à chaque phase pour lui permettre de différencier clairement l'activité et le repos. En respectant cette alternance, l'association du yoga et de la relaxation va l'aider à être plus actif en période d'éveil, mais va aussi favoriser un sommeil de qualité. Continuez d'être vigilant quant au rythme et aux aptitudes de votre bébé. La règle d'or du yoga reste valable : ne jamais aller contre la volonté de l'enfant ni l'obliger à faire un exercice.

Restez à son écoute pour pouvoir lui donner une réponse intelligente et adaptée, et ainsi fonder une relation qui durera toute une vie. Respecter son individualité est important, mais votre rôle de mère qui sait se positionner et s'affirmer l'est aussi, car un enfant a autant besoin de se sentir aimé, que soutenu et guidé.

Les mouvements décrits ci-dessous sont dynamiques, faites attention à votre respiration ; en vous imitant, Bébé va aussi apprendre à utiliser au mieux la sienne pour bouger et gérer les situations auxquelles il sera confronté tout au long de sa vie.

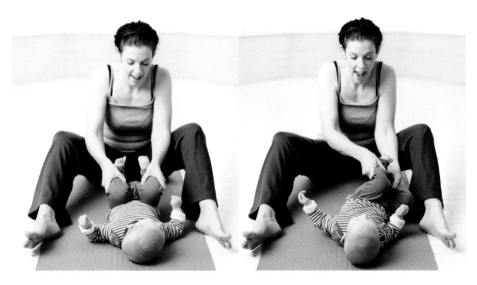

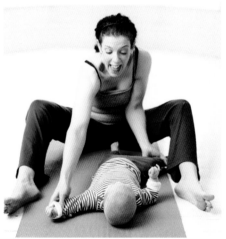

En douceur, accentuez le contraste, par rapport à la page 38, entre la pression et le relâchement lorsque vous amenez ses genoux sur sa poitrine. En tenant ses chevilles, dessinez des cercles avec ses genoux, sans à-coups. Le mouvement, de plus en plus ample et rapide, sollicite toute la colonne vertébrale. Veillez à ce que ses fesses ne décollent pas du tapis.

Accentuez l'étirement des diagonaux en tenant la cheville et le poignet opposé de votre bébé.

Tonifier le bassin

Dès le quatrième mois, les bébés tonifient leurs muscles en s'étirant. Or, la tonicité musculaire favorise l'amplitude et la fluidité des mouvements. Les exercices suivants permettent d'assouplir en toute sécurité les articulations du bassin et d'étirer abdominaux et muscles du bas du dos avant de les détendre.

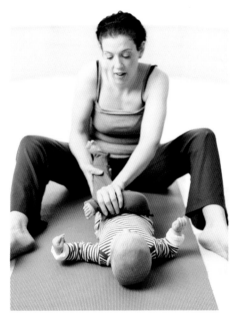 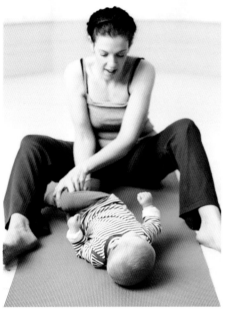 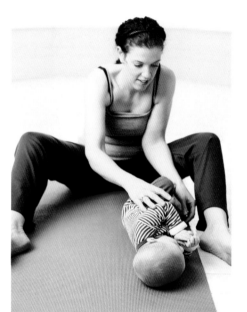

1 Le demi-lotus

Ce mouvement asymétrique assouplit les articulations des hanches. Tenez le bas d'une jambe de votre bébé, les doigts dessus et le pouce dessous. Fléchissez-la pour amener tranquillement le pied au niveau de la hanche opposée ; c'est la posture du demi-lotus. En même temps, gardez l'autre jambe étirée autant que possible vers le tapis. Il se peut qu'il accentue de lui-même l'étirement en approchant son pied de son aisselle, voire touche son nez. Laissez-le contrôler le mouvement, mais relâchez à la moindre résistance.

2 Rotation et roulade sur le côté

Votre enfant étant maintenant habitué à la rotation du buste (voir page 40), franchissez une nouvelle étape en l'aidant à rouler sur le côté. Cet exercice sera d'autant plus facile pour lui, qu'il essaie déjà tout seul. Si vous ne le sentez pas prêt, il est important d'attendre. Pour donner un peu d'élan, passez un de vos bras par-dessus l'autre quand vous faites faire le mouvement. Dans un premier temps, vous aurez peut-être à soutenir de la main son épaule ou son bassin pour qu'il réussisse à vraiment rouler.

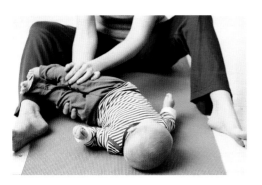

5 Tractions sur vos doigts

Votre bébé est allongé sur le dos face à vous, ses deux mains agrippant vos majeurs. Laissez-le lever son buste du tapis sans le tirer vers vous. Même si c'est vous qui initiez le mouvement, c'est lui qui le contrôle. S'il n'arrive pas encore à s'asseoir complètement, aidez-le à revenir tout doucement à la position initiale. Vous pourrez lui proposer à nouveau cet exercice dans quelques jours.

3 Roulades jambes tendues

Il est possible que votre enfant préfère cet exercice jambes tendues. Rapprochez ses jambes et tenez-les juste au-dessus des genoux. Inspirez en les levant et expirez en les abaissant sur le côté. S'il préfère les fléchir, laissez-le faire. Sa colonne vertébrale doit rester contre le tapis du début à la fin du mouvement.

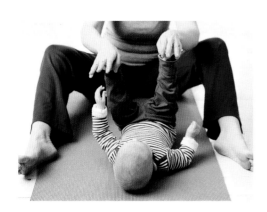

4 Jambes en l'air

Votre bébé est allongé sur le dos, les jambes tendues à la verticale. Exercez une pression un peu plus forte qu'avant sur la plante de ses pieds avec la paume de vos mains : il peut ainsi tonifier les muscles du bas de son dos en vous repoussant. De plus, c'est une excellente préparation à la posture de la charrue (voir page 88). Laissez retomber ses jambes librement et se détendre quelques secondes. Veillez à ce que le bas de sa colonne vertébrale soit collé au tapis : il faut attendre qu'il soit capable de s'asseoir tout seul pour l'initier à la posture de la charrue, car alors, ses lombaires pourront décoller du sol.

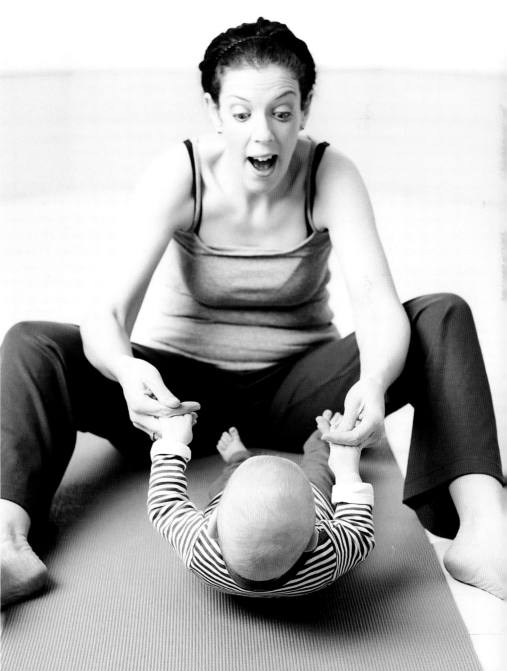

En position assise

Proposez cet exercice à votre enfant lorsque vous voyez qu'il aime être assis. Installez-le sur vos genoux ou à même le sol entre vos jambes, l'essentiel étant que son dos soit soutenu, même s'il s'assoit tout seul. Terminez l'exercice par un jeu ou un câlin.

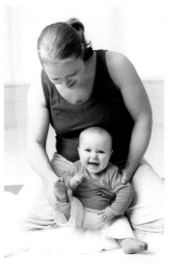
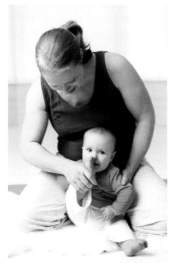

1 Étirement des jambes

Pour tonifier et assouplir les muscles de ses jambes, levez-les l'une après l'autre en tenant sa cheville. Pour l'instant, n'essayez pas de la lui faire tendre. Gardez aussi une main sous l'aisselle opposée pour qu'il ne roule pas sur le côté. Par cet exercice, vous le préparez à la posture du demi-lotus et à la flexion genoux-poitrine suivie de l'extension des jambes. Répétez l'exercice deux fois pour chaque jambe.

2 Pied de nez

Cette fois, n'ouvrez pas la jambe de votre enfant sur le côté, mais levez-la jusqu'à ce que ses orteils touchent son nez, chose que les enfants de cet âge adorent faire. Vous pouvez compléter l'exercice par de petites rotations de la cheville. Si votre bébé manque encore de souplesse, ne forcez pas ; il finira par y arriver, au fil du temps.

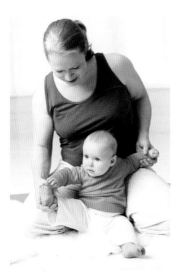
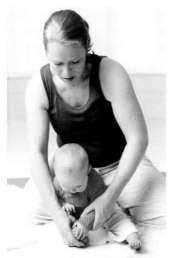

3 Étirement en diagonale

Refaites l'exercice 1, mais prenez le poignet opposé à la jambe au lieu de soutenir l'aisselle, et étirez délicatement cette diagonale. Ne vous étonnez pas si Bébé essaie d'agripper le pied levé de sa main libre. Travaillez en rythme : à l'inspiration, étirez la jambe et le bras opposés ; à l'expiration, posez sa jambe au sol et tendez sa main vers son pied, en gardant la même diagonale. Répétez trois fois, en alternant et en vous concentrant sur votre respiration.

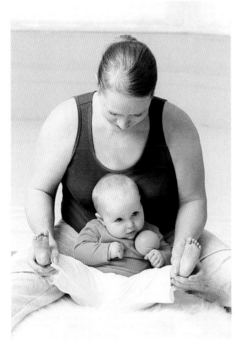 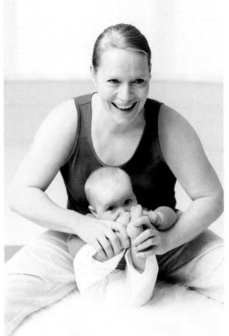 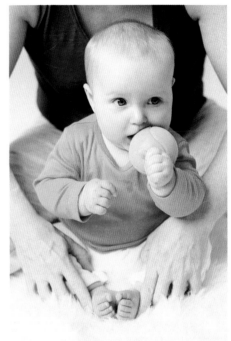

4 Les jambes en « V »

Asseyez votre bébé dans la posture du papillon. Levez ses deux jambes en les ouvrant sur les côtés et tendez-les, sauf s'il manifeste son désaccord. Penchez-vous légèrement en avant, afin de soutenir son dos et l'empêcher de basculer en arrière. Rapprochez ses pieds pour qu'ils se touchent puis écartez-les à nouveau.

5 Pied de nez en équilibre

Cet exercice est une variante du 2 : levez simultanément ses deux pieds jusqu'à son nez. Votre bébé est en équilibre sur ses fesses, le dos contre vous. S'il n'apprécie pas cette position, n'insistez pas. Mais s'il semble content, vous pouvez continuer le mouvement en tendant vos bras et en vous penchant pour le ramener vers l'avant. Si vous sentez qu'il est assez souple, penchez-le en avant en même temps que vous et expirez profondément. Ne maintenez pas la posture en équilibre plus de deux ou trois secondes.

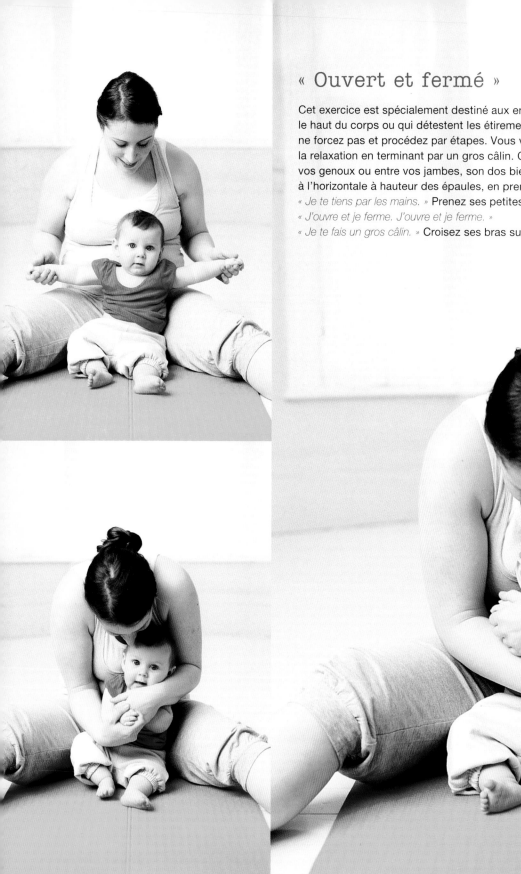

« Ouvert et fermé »

Cet exercice est spécialement destiné aux enfants qui n'aiment pas qu'on leur masse le haut du corps ou qui détestent les étirements des bras. Comme toujours, ne forcez pas et procédez par étapes. Vous vous apercevrez vite que vous favoriserez la relaxation en terminant par un gros câlin. Commencez par installer votre bébé sur vos genoux ou entre vos jambes, son dos bien contre vous. Ensuite, ouvrez ses bras à l'horizontale à hauteur des épaules, en prenant soin de ne pas trop les tendre.

« Je te tiens par les mains. » **Prenez** ses petites mains dans les vôtres.

« J'ouvre et je ferme. J'ouvre et je ferme. »

« Je te fais un gros câlin. » **Croisez** ses bras sur sa poitrine et serrez-le tout contre vous.

Mouvements des bras en chanson

Rythmer les mouvements de yoga par des rimes favorise la coordination, le développement du langage et celui des aptitudes cognitives. Les étirements des bras étant souvent moins appréciés que ceux du bas du corps, vous rendrez la séance plus ludique en la transformant en comptine. De plus, le contraste entre les étirements et les mouvements de relaxation surprend et ravit les petits qui, souvent, en oublient en quelques secondes un petit désagrément.

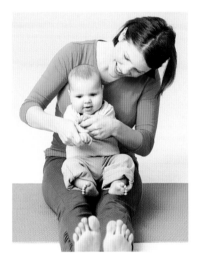 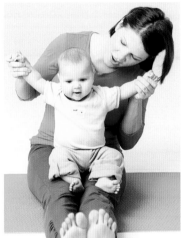

« Tape, tape, petite main »

Asseyez votre bébé sur vos genoux, le dos contre vous. Et si on chantait ?

« Tourne, tourne petit moulin. » Prenez les mains de votre bébé dans les vôtres et passez-les l'une par-dessus l'autre de l'intérieur vers l'extérieur à un rythme qui vous convient à tous les deux.

« Vole, vole petit oiseau. » Levez les bras de votre bébé à l'horizontale sur le côté.

« Tape, tape petite main. » Rapprochez les deux mains de votre bébé l'une de l'autre.

« Tourne, tourne petit moulin. » Passez ses mains l'une par-dessus l'autre de l'extérieur vers l'intérieur.

« Vole, vole petit oiseau. » Levez ses bras à l'horizontale sur le côté.

« Tape, tape petite main. » Tapotez ses mains l'une contre l'autre.

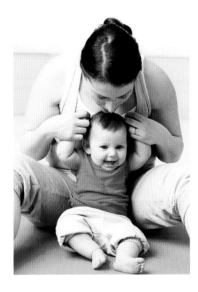 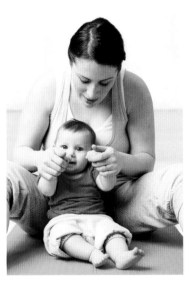

« Tête, épaules, genoux, orteils »

Tenez les poignets de votre enfant et faites-lui toucher les parties du corps énumérées dans la chanson. C'est une bonne manière de s'étirer tout en se familiarisant avec son anatomie.

« Tête, épaules, genoux, orteils, genoux, orteils,
Tête, épaules, genoux, orteils, genoux, orteils,
Yeux, nez, bouche, oreilles, yeux, nez,
Tête, épaules, genoux, orteils, genoux, orteils. »

Roulez jeunesse !

Que votre bébé le fasse ou non de lui-même, il est temps pour lui d'essayer de nouveaux étirements plus énergiques. Plutôt que de lui faire faire les roulades, laissez-lui le libre arbitre et aidez-le uniquement lorsqu'il en éprouve le besoin. En lui laissant le temps d'expérimenter par lui-même de nouvelles sensations et positions, vous lui permettez de franchir un nouveau cap dans la relation qui vous unit. Il sait que vous êtes là pour lui venir en aide tout en jouissant d'une liberté toute nouvelle.

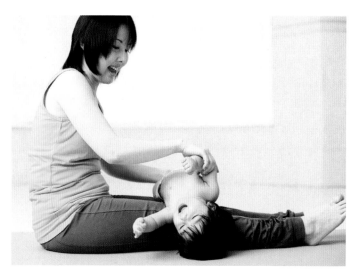

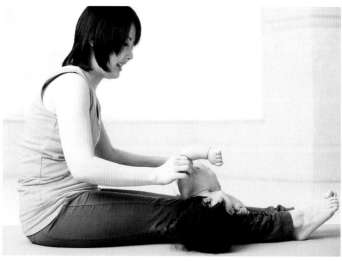

1 La flexion du dos en travers des jambes de Maman est une position que nombre de petits apprécient une fois détendus. Si le vôtre a du mal à se relaxer, proposez-lui d'abord une version plus dynamique des pages 44 et 45 : faites-le rouler dans un sens puis dans l'autre en accélérant un peu. Vous pouvez commencer et terminer par un jeu puis un câlin qui finira de l'apaiser. Allongez-le à nouveau. Sa tête devrait plonger vers le sol, ses muscles se détendre. Attendez qu'il devienne aussi mou qu'une poupée de chiffon pour entreprendre une roulade. Votre enfant aura tôt fait de comprendre que plus il sera détendu, mieux il roulera sur lui-même.

2 S'il a besoin d'un peu d'aide pour rouler, poussez légèrement sur son épaule ; si cela ne suffit pas, poussez également sur la hanche qui bascule en premier. Plus vous serez précise dans votre aide, plus vite il gagnera en autonomie. Ne vous inquiétez pas, le « coup de main » viendra avec un peu d'entraînement.

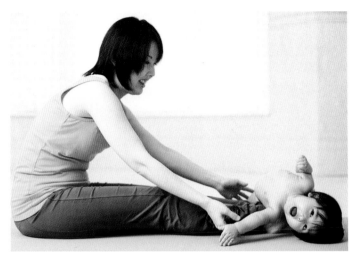

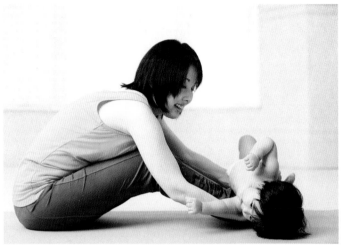

3 Faire une longue roulade jusqu'à vos chevilles peut surprendre. Certains aimeront cette aventure, d'autres vont avoir peur : « Maman va-t-elle venir à mon secours ? » Observez bien votre bout de chou qui, d'une seconde à l'autre, peut passer de la joie à la panique.

4 La communication, élément indissociable du yoga pratiqué avec un enfant, est capitale dès lors que celui-ci se sent perdu. Pour un nouveau-né, la solution est vite trouvée : il suffit généralement de le prendre dans ses bras pour l'apaiser et calmer ses peurs. À partir de quatre mois, c'est à vous de déterminer s'il attend de vous que vous lui montriez comment s'en sortir seul ou s'il a réellement besoin d'aide et de réconfort. Au travers du yoga, vous allez donc pouvoir apprendre à identifier et choisir les options qui s'offrent à vous.

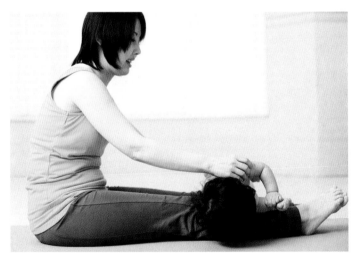

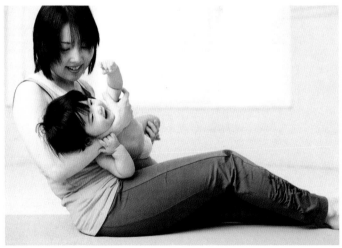

5 Profitez de cette séquence pour travailler pour vous : assise au sol, le dos droit, contractez les abdominaux et le périnée pendant la roulade. Encore une fois, laissez Bébé décider du rythme mais ne lui faites jamais faire plus de trois roulades d'affilée.

6 Pour les petits, un câlin à la fin d'un exercice procure un sentiment de sécurité ; en grandissant, il va plutôt devenir une courte pause entre deux exercices. Quoi qu'il en soit, gardez toujours à l'esprit les bienfaits du contact physique avec Maman.

La bascule

Asseyez votre bébé perpendiculairement
à vos cuisses. Gardez une main sur
sa poitrine afin qu'il ne tombe pas
en avant et l'autre sur le haut de son dos.
En écartant alternativement vos mains, vous
allez permettre à son corps de basculer
légèrement d'avant en arrière. Au fur
et à mesure que tous deux prendrez
de l'assurance, vous pourrez amplifier
le mouvement en laissant un peu plus
d'espace entre vos mains et son corps.

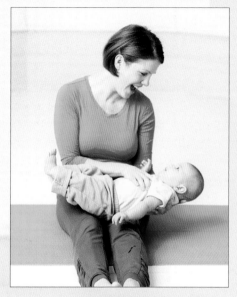

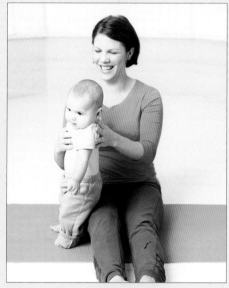

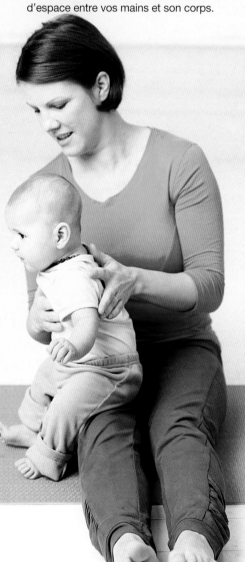

Et zou !
En arrière

Une fois votre enfant habitué à ces
sensations de bascule, fléchissez légèrement
la jambe sur laquelle il est assis, éloignez
de quelques centimètres la main qui est
dans son dos et laissez-le partir en arrière
en douceur. Gardez vos mains proches de
son torse pour ne pas qu'il tombe, bien sûr,
mais aussi pour l'arrêter avant que cela lui
soit désagréable. Si vous voyez qu'il a peur,
qu'il agite ses bras en l'air, rassurez-le avant
de reprendre de petits mouvements de
bascule. Il vous faudra attendre qu'il soit
capable d'apprécier cette dernière pour
réessayer la bascule en arrière.

Et hop !
Sur les jambes

En soulevant légèrement la jambe sur laquelle
il est assis et en l'accompagnant avec votre
main dans son dos, vous allez pouvoir
le propulser (toutes proportions gardées !)
vers l'avant, vers la position debout. Bien
entendu, vos deux mains doivent rester
en garde-fou pour le soutenir. En général,
les bébés aiment rester ainsi une ou deux
secondes avant même d'être capable de
tenir vraiment sur leurs jambes, quand ils
n'ont pas encore suffisamment de force pour
rester debout, ils s'assoient ou s'agenouillent.
Répétez cet exercice trois fois de suite.

Jeux d'équilibre

Se mettre en équilibre en partant de la position assise permet de développer les bonnes postures en réponse à une déstabilisation. Il faut savoir que dans le yoga classique, les exercices de maintien de l'équilibre favorisent la concentration et stimulent le système nerveux. Dans le cas de nos tout-petits, cette stabilité va être progressivement acquise en apprenant à réagir à des oscillations, des déséquilibres d'avant en arrière. S'il déteste basculer en arrière et cherche toujours à résister et à se relever, n'allez pas contre sa volonté. Vous essaierez à nouveau quand vous sentirez qu'il se laisse plus facilement aller, l'objectif étant que vous le teniez de moins en moins sans qu'il se sente en danger.

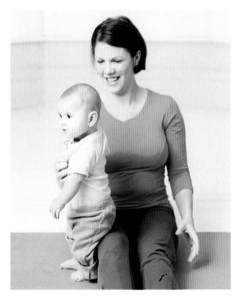 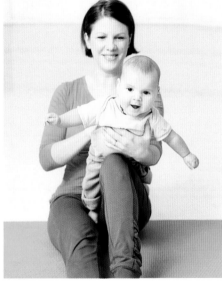 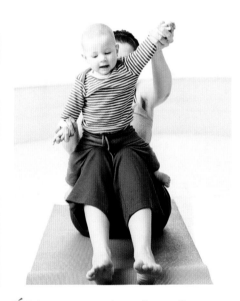

Le vaste océan

Votre bébé gazouille et manifeste clairement son plaisir d'être en appui sur ses jambes ? Alors, éloignez un peu plus vos mains de son corps. En écartant la main de sa poitrine, vous lui permettrez de se pencher un peu vers l'avant et donc de compenser un déséquilibre arrière. Ensuite, vous pourrez enlever complètement celle qui est dans son dos lorsqu'il sera bien en appui sur ses pieds, mais restez vigilante et gardez une main sur sa poitrine.

À califourchon

Être à califourchon favorise le développement musculaire de la partie inférieure de la colonne vertébrale en n'offrant à votre bambin que trois points d'appui : votre genou et vos deux mains (l'une sur sa poitrine, l'autre sur son dos). La pression exercée par l'une de vos mains ou les deux va l'aider à étirer son dos et à centrer son corps. Au fil des jours, le bas de son dos se tonifiant, il pourra tendre les bras sur les côtés et se tenir vraiment en équilibre.

Étirements des bras

Lorsque le bas du dos de votre enfant sera assez tonique (il doit pouvoir garder l'équilibre seul pendant que vous l'étirerez), placez-le à califourchon sur vos jambes repliées, contre vos genoux, et faites-lui faire des étirements des bras. Dans un premier temps, tenez-le par la taille puis par les bras, et enfin par les mains. L'objectif est de lever un ou deux bras en l'air au moment où vous abaissez légèrement vos jambes, provoquant l'étirement.

La tête en bas

Votre bébé grandissant, vous pouvez passer à des exercices plus variés et amusants lorsqu'il est sur le ventre, tout en favorisant les étirements du dos. Les montagnes russes, véritable partie de plaisir pour vous deux, lui feront découvrir ses premières positions inversées. Si lui mettre la tête en bas vous inquiète, rassurez-vous, cela plaît à la plupart et si vous suivez nos conseils, il n'y a rien à craindre.

Les montagnes russes

En bougeant vos jambes de manière à lever une partie de son corps alors que l'autre reste en bas, vous allez lui permettre encore une fois de développer son équilibre. En fonction de ses réactions, accélérez ou, au contraire, ralentissez le rythme.

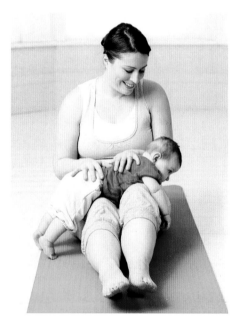

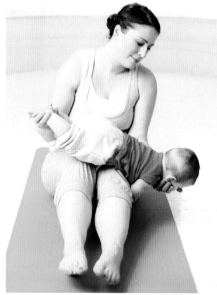

2 Quand vous vous sentez prêts tous les deux, déplacez-le un peu pour que ses cuisses soient sur une des vôtres et son torse, sur l'autre. Fléchissez alors la jambe qui est sous les siennes en tenant bien ses chevilles, et levez-la. Le haut de son corps va se rapprocher du sol. Vous pouvez protéger son menton avec votre main pour le sécuriser (et vous rassurer !). Voilà ! Si tout le monde s'amuse, vous êtes prêts pour les exercices suivants.

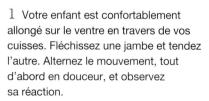

1 Votre enfant est confortablement allongé sur le ventre en travers de vos cuisses. Fléchissez une jambe et tendez l'autre. Alternez le mouvement, tout d'abord en douceur, et observez sa réaction.

Attention !

Lorsque vous ramenez votre tout-petit d'une position inversée à la normale, il faut que ce soit sa poitrine qui pose en premier. Pensez que sa tête et sa nuque doivent être protégées quelle que soit la position. Dans un premier temps, asseyez-vous sur un lit et attendez de maîtriser l'exercice pour vous asseoir sur un tapis de gymnastique.

« Un petit cochon pendu au plafond… »

Le fait de commencer les positions inversées assez tôt va contribuer à développer la relation de confiance entre vous. Ces exercices présentent les mêmes bienfaits que la posture du poirier : étirer la colonne vertébrale, irriguer le cerveau, dégager les poumons et stimuler le système nerveux. Dans un premier temps, il est préférable de vous tourner afin de le tenir sur le côté.

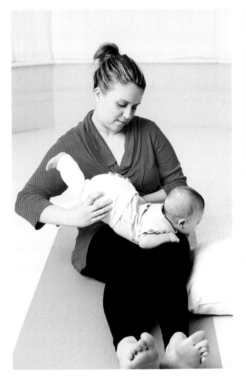
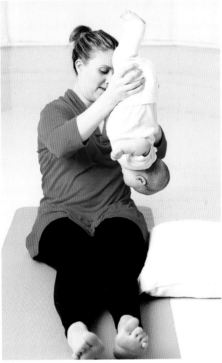
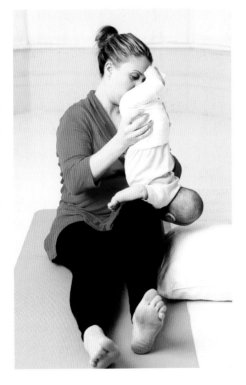
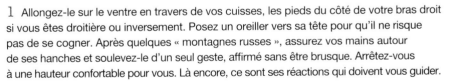

1 Allongez-le sur le ventre en travers de vos cuisses, les pieds du côté de votre bras droit si vous êtes droitière ou inversement. Posez un oreiller vers sa tête pour qu'il ne risque pas de se cogner. Après quelques « montagnes russes », assurez vos mains autour de ses hanches et soulevez-le d'un seul geste, affirmé sans être brusque. Arrêtez-vous à une hauteur confortable pour vous. Là encore, ce sont ses réactions qui doivent vous guider.

2 Pour le ramener à l'horizontale, fléchissez la jambe qui est vers sa tête et levez-la pour que sa poitrine vienne se poser sur votre cuisse. Vous pouvez maintenant revenir doucement jambes tendues. Ce mouvement va inciter Bébé à étirer son dos et à relever la tête pour vous regarder, mais ne faites pas cet exercice plus de trois fois de suite.

Précautions à prendre

Lors des premières inversions, tenez Bébé fermement non pas par les chevilles, mais au niveau des hanches. Prenez votre temps et suivez bien les indications précédentes.

Petit looping !

Si vous maîtrisez les exercices précédents et qu'ils plaisent, il est temps de passer à quelque chose de plus dynamique comme la culbute. Si au début de l'exercice, vous êtes en vis-à-vis, il va vous perdre de vue lorsqu'il est la tête en bas. Quelle aventure ! N'hésitez donc pas à lui parler. Soyez la plus fluide possible dans vos mouvements, cela n'en sera que plus agréable pour vous deux.

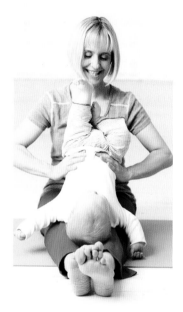 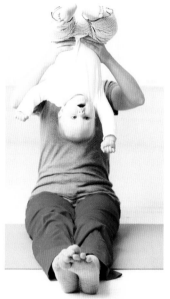 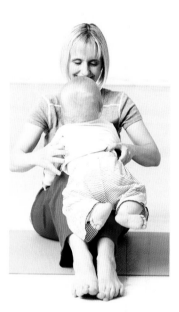 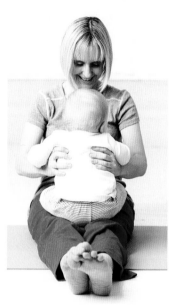

1 Asseyez-vous jambes tendues. Allongez votre bambin sur le dos sur ou entre vos jambes. Entourez ses hanches de vos mains et tenez-le fermement.

2 Inspirez et, en un seul mouvement continu, amenez ses fesses vers vous puis soulevez-le. Il va se retrouver la tête en bas. Une fois de plus, pensez fluidité.

3 Fléchissez vos deux jambes. En expirant, faites-le redescendre jusqu'à ce que sa poitrine pose sur le haut de vos tibias. Sa tête va alors se retrouver au-dessus de vos genoux et il va pouvoir de nouveau vous regarder.

4 Changez la position de vos mains afin de pouvoir le soulever et l'asseoir sur vos genoux, avant de tendre vos jambes.

Si votre bébé est prêt pour une autre culbute, allongez-le doucement sur le dos et recommencez, mais ne le faites pas plus de trois fois de suite. Essayez de bien synchroniser le mouvement et votre respiration.

Hissez haut !

Dès le cinquième mois, les bébés adorent être portés à bout de bras (attention, cela ne veut pas dire projetés dans les airs!). Se sentir hissé, bien tenu par sa maman ou son papa, est un bon début. Bien entendu, il faudra respecter la vitesse de progression propre à chacun. Autre avantage : ce geste tonifie vos abdominaux et les muscles de votre dos. Pensez à inspirer en levant et expirer en tendant les bras.

Assise

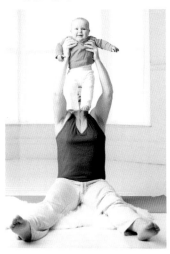

Une fois bien installée, votre enfant assis entre vos jambes, prenez-le sous les bras. Vous pouvez le mettre face à vous si vous voulez profiter de son sourire, ou dos vers vous s'il préfère regarder le vaste monde. Inspirez en le levant le plus haut possible. Expirez en revenant à la position initiale. Vous pouvez le faire redescendre assez vite s'il aime la sensation de chute vue auparavant.

À genoux...

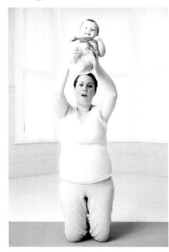

Asseyez-vous sur vos talons et mettez votre bébé sur vos genoux, dos à vous. Cette fois, tenez-le fermement un peu plus bas, sur la cage thoracique. Inspirez en venant vous agenouiller tout en levant les bras aussi haut que possible. Expirez en revenant à la position de départ. Faites attention à garder le dos bien droit. Vous pouvez aussi contracter le périnée afin de le tonifier. Pour renforcer l'efficacité du mouvement et le rendre plus drôle pour votre bout de chou, levez-le à hauteur des épaules, arrêtez-vous, inspirez et continuez jusqu'au-dessus de votre tête. Au retour, marquez également une pause à mi-hauteur, mais cette fois, en expirant.

Il est aussi possible d'accompagner ces mouvements d'élévation d'une comptine ou d'une historiette :
« Zou ! Zou ! Zou ! Je veux aller sur la Lune !
Cinq, quatre, trois, deux, un, décollage ! »

Et debout !

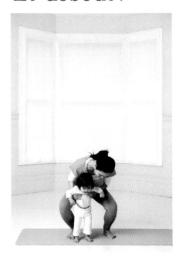
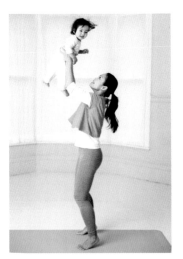

Soulever votre enfant du sol, vous le faites plusieurs fois par jour sans même y prêter attention. Profitez de cette contrainte pour en faire un exercice de yoga amusant. Pensez à bien fléchir les genoux, étirer votre dos, inspirer et expirer profondément, vos pieds ancrés dans le sol. Et hop ! Bébé est soulevé en un mouvement fluide.

Le swing du papillon

Les mouvements de va-et-vient, continuité dynamique des bercements destinés à apaiser les nouveau-nés, doivent être strictement réservés aux bébés de plus de quatre mois. Ce type d'exercices va renforcer les muscles de leur dos et améliorer l'équilibre nécessaire pour rester assis sans soutien. Dans un premier temps, pour que votre colonne vertébrale reste alignée et pour tonifier votre dos, pratiquez ces exercices agenouillée sur un tapis. Cela vous permettra aussi de prendre plus facilement votre enfant dans vos bras pour le mettre dans la posture du papillon (voir page 39).

Si, bien qu'il ait plus de quatre mois, ses fesses sont beaucoup plus basses que ses pieds, attendez quelques semaines, qu'il se redresse de lui-même, avant de commencer ces mouvements.

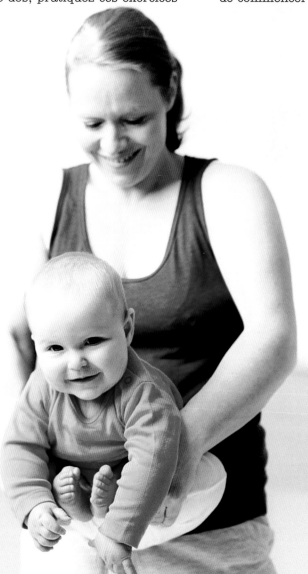

Soulever dans la posture du papillon

Agenouillez-vous comme à la page 56, les fesses sur vos talons. Votre bébé est assis, dos à vous, dans la posture du papillon. Prenez ses chevilles et inspirez en vous redressant. Ses lombaires doivent être au niveau de votre nombril. Expirez en revenant à la position de départ. Refaites-le jusqu'à ce que vous soyez parfaitement à l'aise.

Balancelle et comptine

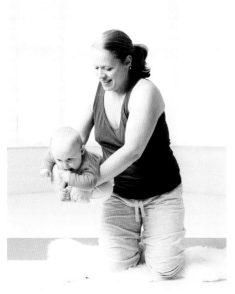

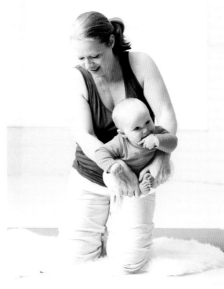

Une fois votre enfant soulevé, vérifiez qu'il garde bien la même position quand vous l'écartez un peu de vous.

Ses coudes doivent reposer tranquillement sur vos avant-bras. Balancez-le, d'abord doucement, d'un côté à l'autre, puis faites varier la vitesse et l'amplitude des mouvements en fonction de ses réactions. Pour rythmer l'exercice, une petite comptine sera la bienvenue.

« Vole, vole papillon,
au-dessus de mon village,
Vole, vole papillon,
au-dessus de ma maison. »

De temps à autre, faites une pause en collant le dos de votre bébé sur votre ventre et en le faisant légèrement basculer en arrière. À la fin de la chanson, quand vous poserez votre bébé sur le tapis, rapprochez ses pieds l'un de l'autre en disant « Tap ! Tap ! », et relâchez.

Le soulever en étant debout

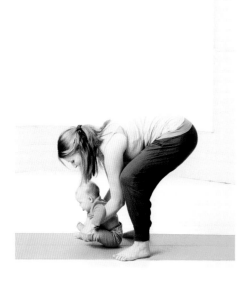

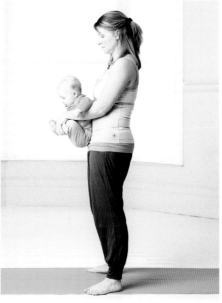

Quand vous aurez assez confiance en vous, essayez cette nouvelle méthode : mettez-vous debout derrière votre enfant assis, fléchissez les genoux jusqu'à être à demi accroupie, les pieds bien ancrés dans le sol. Glissez vos bras sous les siens et rapprochez ses pieds pour le mettre en posture du papillon. Inspirez en le hissant le plus près possible de votre corps. Vous ne devez ressentir ni gêne ni douleur. En le posant sur votre bas-ventre, entre le pubis et le nombril, vous le préparerez à se tenir correctement dans une chaise haute ou un porte-bébé, sans fatigue. C'est aussi une bonne base au va-et-vient du papillon en position debout, plus dynamique que le précédent.

Dans ce cas-là, pensez à bien fléchir les genoux pour protéger le bas de votre dos, car Bébé va peser de plus en plus lourd.

Marches yoga actives

Ces étirements vont stimuler votre enfant et vous être bénéfiques. Amusez-vous en pratiquant ces mouvements basés sur des postures debout du yoga classique à n'importe quel moment de la journée, et où que vous soyez. Vous allez pouvoir acquérir une plus grande liberté de mouvement en apprenant à garder une main de libre et à utiliser votre centre de gravité pour compenser ce poids supplémentaire dans vos bras. Nombreuses sont les mamans qui utilisent, de par le monde, ces mouvements pour travailler, ou simplement danser avec leur bébé.

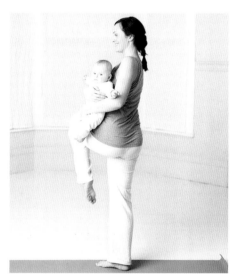 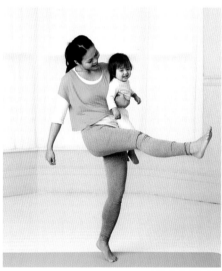 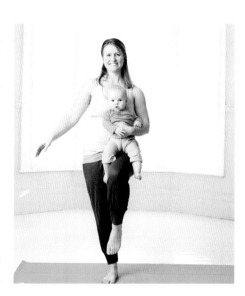

1 Rotation du bassin

Prenez Bébé en position de sécurité (voir page 18). Levez un genou le plus haut possible et amenez-le vers la jambe opposée tout en calant votre enfant sur votre hanche. Ensuite, faites-le glisser vers l'autre côté quand vous reposez votre pied, et, comme si vous marchiez, levez votre deuxième jambe de la même manière. Imprimez un rythme par votre respiration, sans aller très loin avec votre genou, la rotation n'a pas besoin d'être très prononcée. Lorsque vous aurez pris de l'assurance, vous pourrez sautiller d'une jambe sur l'autre, en veillant à ce que le glissement de votre bébé d'une hanche à l'autre reste doux et fluide.

2 Lever de jambe tendue

Une fois l'exercice 1 maîtrisé, vous pourrez lever la jambe à l'horizontale. Vous aurez aussi besoin de pouvoir tenir votre enfant en position de sécurité d'une seule main. Avant de commencer, assurez-vous qu'il pèse sur votre hanche et non au creux de votre taille. Si ce détail peut paraître insignifiant tant qu'il est petit, il prendra du poids en même temps que Bébé! Une fois tout le monde en place, commencez votre marche, en levant une jambe à l'horizontale, sur le côté, de manière énergique. Comme pour le premier exercice, gardez des gestes fluides quand vous changez de côté.

3 En équilibre

Dans cet exercice, vous allez faire passer votre petit d'une jambe à l'autre sans supporter tout son poids; ce qui est appréciable quand il grandit et… grossit! Vous êtes debout, et vous le tenez en position de sécurité. Fléchissez une jambe pour l'asseoir à califourchon sur votre cuisse, son dos contre vous, en gardant toujours un bras devant lui. Si besoin est, posez votre pied sur un tabouret ou une marche. Quand vous changez de jambe, mettez votre autre bras devant lui, tenez-le fermement et faites-le glisser jusqu'à l'autre cuisse. Vous verrez qu'en faisant ces mouvements un petit moment, vous aurez l'impression d'avoir bien marché!

4 La marche du guerrier

Cette variante de la posture du guerrier associe à l'exercice précédent une extension complète du corps. Alors que votre enfant repose sur votre cuisse et que vous sentez qu'il est bien tenu, avancez cette jambe et tendez le bras opposé vers le haut. Essayez de sentir que vous vous étirez du talon jusqu'au bout des doigts. Ensuite, ramenez le pied arrière et faites l'exercice de l'autre côté. N'oubliez pas de garder des mouvements souples ; inspirez et expirez profondément et régulièrement. N'hésitez pas à être de plus en plus énergique.

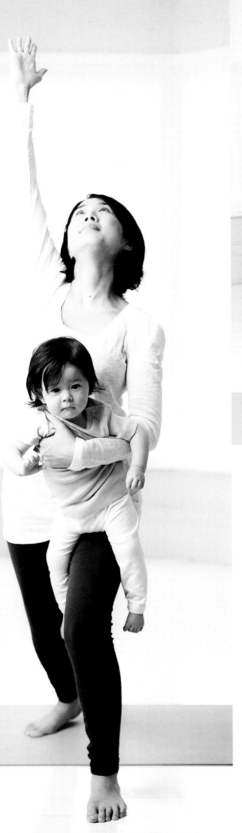

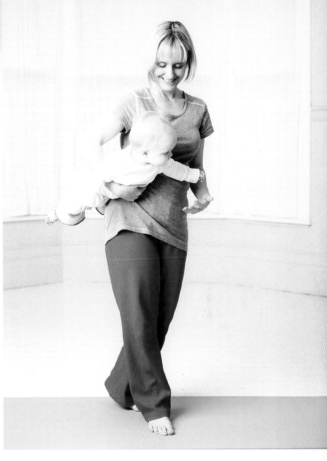

5 Sous le bras

Porter votre bébé à plat ventre contre votre flanc, votre avant-bras servant de nacelle, est étonnamment confortable pour vous comme pour lui. Vous pouvez marcher à grandes enjambées, sauter, voire trottiner en gardant le bassin aligné et les épaules décontractées. Plus il devient lourd, plus vous devez veiller à fléchir les genoux dans les montées et les descentes ou les escaliers.

6 Une petite valse

Ce chapitre ne serait pas complet sans une petite danse. Invitez votre bébé à danser la valse, le rythme préféré de la majorité des enfants. Pour ce faire, mettez ses jambes sur vos hanches, ou autour de votre taille, soutenez son dos d'une main et tenez sa main de l'autre. C'est parti !

Avant de s'endormir

Dans les pages 53 à 71, tout le monde a bien ri et a fait le plein de sensations; maintenant, il faut s'apaiser. Ralentissez le rythme, respirez plus profondément, en faisant de grandes expirations et parlez doucement. Ce retour au calme va aussi signaler qu'arrive l'heure de dormir. C'est en côtoyant des personnes qui, bien que ne laissant jamais pleurer leurs enfants bien longtemps, n'avaient aucune difficulté à les coucher, que j'ai pris conscience du défaut de beaucoup d'autres. Ainsi, il me semble que nombre de parents occidentaux gagneraient beaucoup à affiner leur perception du langage corporel, leur capacité à montrer clairement leurs intentions et à prendre en compte les réactions des plus petits.

Voici quelques suggestions pour faire la transition entre des exercices vifs et rythmés et d'autres, plus calmes, indispensables à l'endormissement. N'oubliez pas que vous transmettez vos émotions, votre état d'esprit: aussi, pensez à vous appliquer ces préceptes autant qu'à votre enfant. Une pratique régulière vous aidera à rendormir votre bébé s'il se réveille en pleine nuit, voire à améliorer la qualité de son sommeil.

Bercer son enfant

Ces petits balancements vont avoir un effet bénéfique sur le système nerveux de votre bébé qui, peu à peu, sera gagné par le sommeil.

Dans un premier temps, faites-les à genoux sur un tapis puis, lorsque vous serez plus à l'aise, vous pourrez marcher doucement.

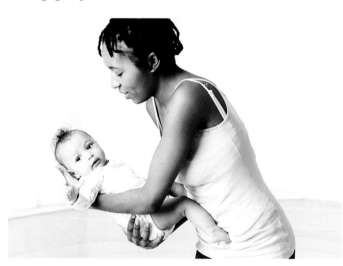

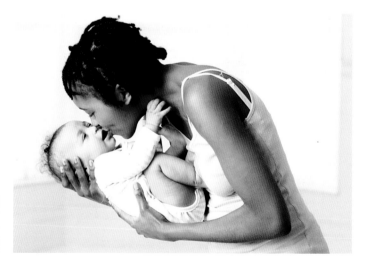

Prenez Bébé contre votre épaule (voir page 19), puis penchez-le légèrement en arrière en soutenant sa tête et le bas de son dos. Sentir vos mains le sécurise. S'il est trop lourd, rapprochez ses fesses de votre ventre. Captez son regard et parlez-lui de cette douce nuit (ou sieste!) qui l'attend.

L'embrasser et le câliner en chuchotant va permettre de lui faire comprendre que tout est à sa place, qu'il ne lui arrivera rien et qu'il peut se laisser aller. Tous les enfants ont besoin de ce sentiment de sécurité pour s'endormir.

Mudrâs et câlins

Les mudrâs sont des positions des mains associées à la méditation. En Inde, elles sont traditionnellement pratiquées pour apaiser les bébés suite à un massage, avant le coucher ou simplement pour elles-mêmes.

Les mudrâs et les câlins vont permettre de renouer le contact si vous avez été séparée de votre enfant un moment, s'il s'est fait mal ou s'il vient de faire une colère.

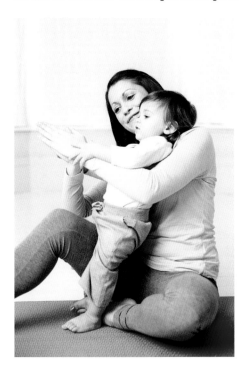

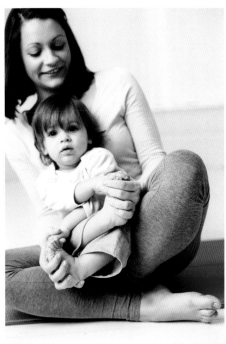

1 Asseyez-vous avec votre bambin contre vous, sur vos genoux ou à califourchon sur une cuisse. Vous pouvez prendre ses mains ou le laisser tenir vos poignets. Joignez vos mains, et, en pointant vos doigts vers le sol, faites des mouvements imitant un reptile. Votre enfant va se concentrer sur vos mains et s'apaiser.

2 Assise en tailleur ou à genoux, croisez ses bras et ses jambes et tenez une main et un pied dans chacune des vôtres. Vous n'avez plus qu'à vous balancer d'un côté à l'autre en chantant sa comptine préférée.

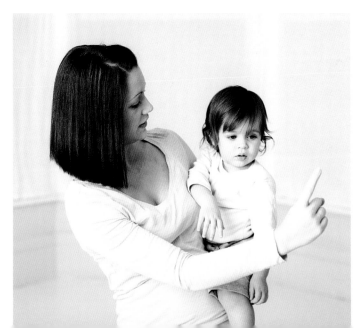

Suivre un objet du regard

Vous allez pouvoir réaliser combien suivre un objet du regard est relaxant pour votre enfant. Il vous faut simplement pointer votre index vers le haut, et bouger votre bras pour le rapprocher et l'éloigner. Captivé, votre enfant se détend. Vous renforcerez l'efficacité de l'exercice en vous déplaçant tranquillement dans la chambre où il dort.

4. Yoga postnatal avec Bébé

Si pratiquer une activité physique avec un tout-petit est, dans un premier temps, un véritable défi, votre bébé et vous avez tout à y gagner. Les exercices présentés dans ce chapitre stimulent les abdominaux et les muscles du bas du dos, en utilisant la respiration et les mouvements de la colonne vertébrale pour un travail en profondeur. Accessibles à toutes, même à celles qui n'ont jamais fait de yoga, les étirements de base sont vraiment efficaces et peuvent être intégrés à tout moment à un programme de remise en forme, que vous ayez accouché par voie naturelle ou par césarienne.

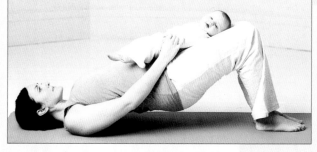

Plus cette pratique avec votre enfant sera régulière, plus cela lui semblera naturel. Vous serez étonnée de voir tout ce que ces moments peuvent lui apporter avant même qu'il ne sache se mouvoir seul.
Par ailleurs, ne pas être obligée de l'exclure pour pouvoir faire du yoga, vous permettra de vous occuper de vous sans culpabiliser.

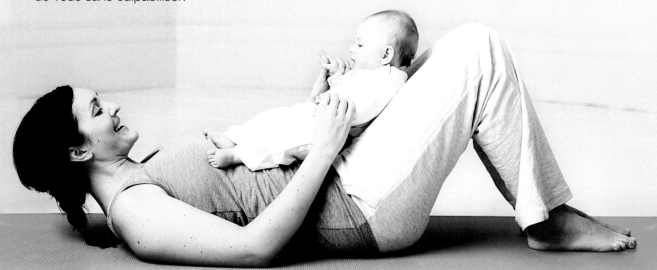

Tonifier le périnée

Allongez-vous sur le dos, les jambes fléchies et les pieds et la colonne bien à plat. L'angle formé par les genoux doit être confortable, c'est important dans ce type d'exercice. Installez votre bébé face à vous, le dos appuyé contre vos cuisses et ses poignets dans vos mains. S'il tient assis tout seul, c'est bien aussi. Il existe plusieurs enchaînements que vous allez progressivement maîtriser pour en faire une séance quotidienne.

1 Inspirez puis collez le bas de votre dos au tapis en expirant. Cet exercice de yoga classique tonifie les muscles abdominaux en les attirant, d'une certaine manière, vers le dos. Pour intensifier le mouvement, appuyez vos pieds au sol comme si vous vouliez les y enfoncer. Vous pouvez aussi décoller la tête du sol, toujours à l'expiration et regarder votre enfant (voir photo page 74). Laissez ensuite votre tête revenir au tapis, relâchez complètement la nuque et décollez le coccyx de quelques centimètres en inspirant. Si votre bébé ne manifeste aucun désaccord, faites-le six fois en faisant attention de respirer régulièrement puis reposez-vous quelques instants.

2 Une fois que vous avez trouvé un bon rythme de respiration, contractez le périnée en inspirant et, en soufflant, maintenez, ou même, augmentez votre effort. Relâchez-vous. Si vous manquez de souffle, inspirez et expirez profondément avant de reprendre. Comme dans le premier enchaînement, vous pouvez pousser vos pieds au sol et relever la tête pour ne la reposer qu'à la fin de l'expiration.

3 Cette troisième phase va tonifier les muscles du bas du dos et les fessiers autant que le plancher pelvien. Collez la colonne vertébrale et la tête au sol, inspirez en poussant sur vos pieds pour décoller le bas de votre dos. Contractez les fessiers, le périnée, et soufflez bien. Relâchez en revenant à la position initiale. Prenez une grande respiration, profitez-en pour regarder votre bébé. Lorsque vous maîtriserez chacune des trois phases, vous pourrez les enchaîner.

À angle droit

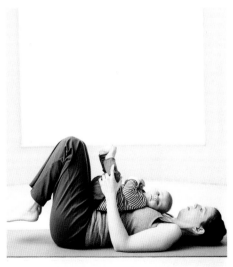 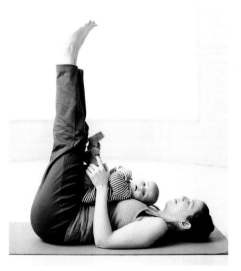

Lors de cet exercice, le fait de déplier les jambes vers le haut va vous aider à vous muscler en vous appuyant aussi sur la puissance de votre respiration. Vous pouvez allonger votre enfant sur votre torse, dans la même position que vous. Pensez à bien plaquer le bas de la colonne sur le tapis. Tout en permettant un renforcement musculaire, cette posture sera très relaxante pour vous deux, quand vous contrôlerez assez votre respiration pour rester les jambes en l'air sans difficultés. Si vous tremblez, revenez en position fléchie ; il vous faut encore un peu de pratique ! Vous pourrez réessayer plus tard.

L'avion

Grand succès auprès de nos bouts de chou, cet exercice se révèle très complet pour muscler vos abdominaux et votre dos, mais il nécessite un bon alignement de la colonne et une bonne connaissance de la respiration yoga.

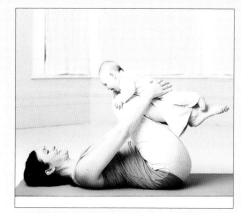

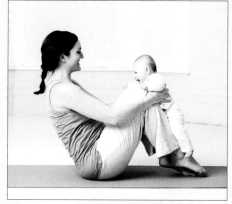

1 Vous êtes allongée sur le tapis, les vertèbres bien alignées et les jambes fléchies. Installez votre bébé face à vous, en appui sur vos cuisses ou assis. Prenez-le sous les aisselles et, en inspirant, soulevez-le pour amener son visage au-dessus du vôtre. Vos bras doivent être tendus. Expirez en enfonçant vos pieds dans le sol et en gardant le bas de votre dos sur le tapis.

2 Levez un genou vers votre buste, puis l'autre sur deux inspirations, vous pourrez lever les deux en même temps quand vous maîtriserez l'exercice. En soufflant, allongez votre bébé le ventre sur vos tibias. Si tout va bien, continuez. Contractez votre périnée en inspirant et plus encore en expirant, puis relâchez quand vous n'avez plus d'air. Cette posture est idéale pour tonifier les muscles du plancher pelvien les plus profonds. Il faut aussi savoir que le poids de votre enfant va faciliter et renforcer son efficacité. Si possible, faites six fois l'exercice.

3 Toujours en tenant votre enfant sur vos tibias, inspirez profondément et passez à la position assise. Expirez en veillant à étirer votre dos. Vous pouvez vous arrêter là ou bien repartir en arrière pour initier un mouvement de bascule. Encore une fois, le poids de votre bébé peut être utilisé comme une aide. Attention : si vous avez accouché par césarienne, attendez trois mois avant de vous redresser comme cela et ne le faites pas plus de trois fois par séance.

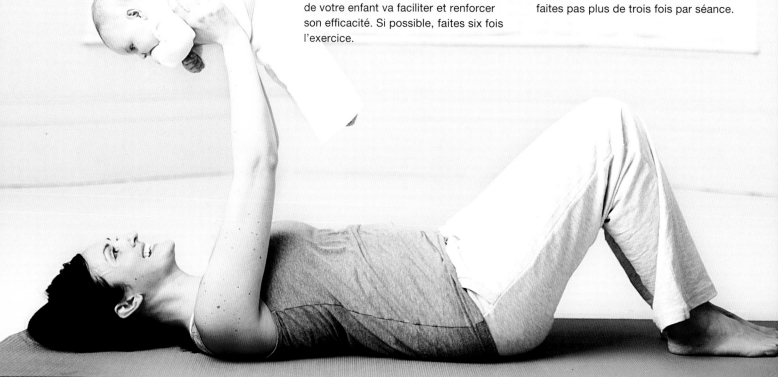

Le bateau

Attendre au moins quatre mois après votre accouchement avant d'essayer cette posture de yoga classique qui sollicite fortement les muscles dorsaux et abdominaux. Très tonique, elle s'adresse plutôt aux femmes ayant déjà fait du yoga. Si vous débutez, la première étape est déjà très bénéfique. De même, la posture de l'enfant (étape 4), merveilleusement relaxante, étonnera certainement votre enfant.

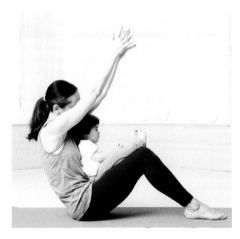 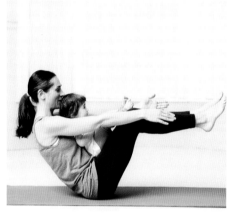 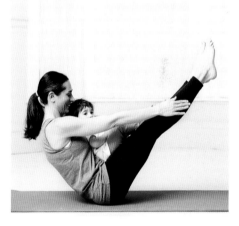

1 Asseyez-vous, jambes serrées et fléchies, l'angle des genoux à environ 90°. Installez Bébé au creux de votre corps, ses jambes sur les vôtres. Levez vos bras tendus (mais pas crispés), respirez profondément afin d'étirer au maximum votre colonne. Attention, c'est plus difficile qu'il n'y paraît ! Restez ainsi quelques instants, puis baissez vos bras sans changer de respiration.

2 Une fois la première étape maîtrisée, c'est-à-dire que vous êtes capable de tenir votre dos droit ; continuez l'enchaînement : levez les bras en inspirant, puis expirez en les amenant à l'horizontale et en levant vos jambes fléchies à la même hauteur. Votre bébé est aussi dans la position du bateau. Maintenez la position quelques secondes en respirant profondément puis revenez à la position initiale, bras relâchés.

3 Si vous arrivez cette fois encore à garder votre dos étiré quand vous levez vos jambes fléchies, essayez de tendre aussi les jambes quand vous baissez les bras sur une expiration. Le but est d'étirer votre dos qui forme alors un V avec vos jambes. Maintenez la posture en respirant profondément puis relâchez lorsque vous sentez que vos muscles se crispent.

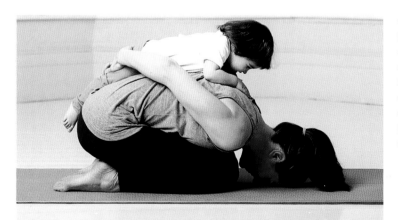

4 Asseyez-vous sur vos talons et posez le front sur le tapis ; de bateau, vous devenez enfant, en permettant à votre colonne de s'étirer dans le sens contraire. Si votre enfant est suffisamment grand, dites-lui de s'allonger sur votre dos pour accentuer l'étirement. Amplifiez alors votre respiration afin d'éliminer toute la tension et laissez la sérénité prendre sa place.

Tonifier ses lombaires

La posture du chat soulage et, surtout, prévient le mal de dos. Faites régulièrement cet exercice pour renforcer le bas de votre dos qui a été mis à rude épreuve durant votre grossesse, et qui l'est encore lorsque vous devez porter votre bébé, sa poussette ou tout autre accessoire encombrant. Dès que vous sentez une douleur, n'hésitez pas à vous y exercer. Cela plaira à votre enfant qui s'amusera de voir le visage de sa mère s'approcher puis s'éloigner.

La posture du chat

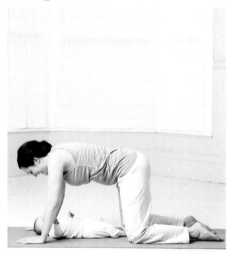 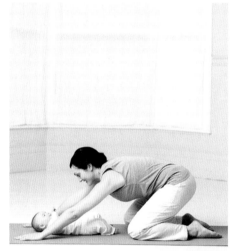 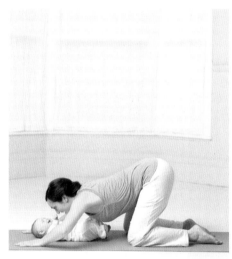

1 Mettez-vous à quatre pattes, vérifiez que vos hanches et vos genoux sont alignés, ainsi que vos mains et vos épaules. Vous surplombez votre bébé allongé sur le dos. Arrondissez légèrement vos épaules en le regardant pour être sûre que votre dos reste plat, avec votre nuque et votre colonne vertébrale bien droites. Vous êtes dans la posture du chat.

2 Inspirez puis soufflez en amenant vos fesses au-dessus de vos talons sans bouger les mains, étirant ainsi le bas de votre dos.

3 Inspirez à nouveau et fléchissez légèrement les coudes. Expirez profondément en « survolant » le ventre, la poitrine et enfin le visage de votre enfant.

4 Une fois votre dos à peu près revenu à la position initiale, continuez d'avancer le haut du corps jusqu'à ce que vos bras soient tendus à la verticale et vos cuisses plutôt vers l'avant.

5 Prenez une nouvelle inspiration en montant un peu les omoplates pour faire le dos rond. À l'expiration, recommencez l'étape 2.

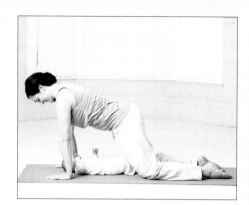
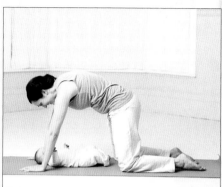

6 Vous pouvez vous asseoir sur vos talons avant d'inspirer et revenir à la position initiale pour profiter de cette agréable sensation d'étirement.

Exécutez la séquence trois fois de suite. Le mieux, si vous y arrivez, est d'y consacrer un peu de temps tous les matins en y ajoutant la musculation du périnée.

Ce type de mouvement, très fluide, peut être considéré comme un premier salut au soleil après l'accouchement.

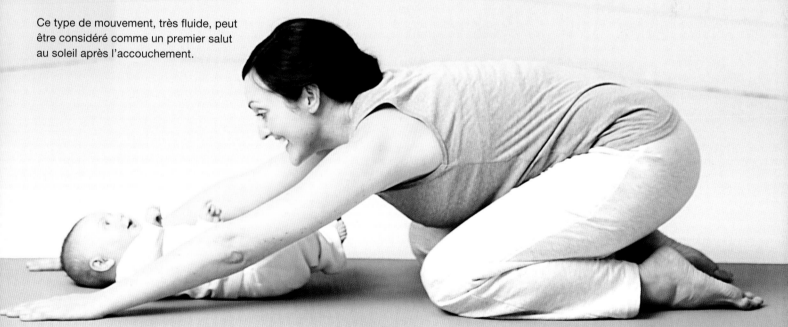

Étirements en position debout

Lorsque vous vous sentez prête pour des exercices debout, essayez ces postures qui tonifient les muscles fortement sollicités lors de la tétée ou quand vous portez votre enfant. En quelques minutes, vous retrouverez votre tonus et vous vous sentirez ragaillardie.

L'étirement vertical

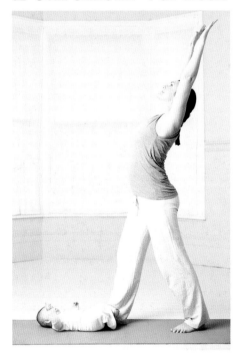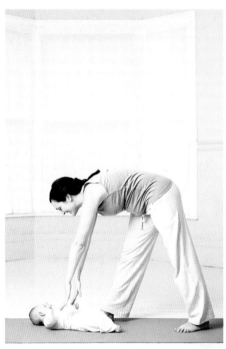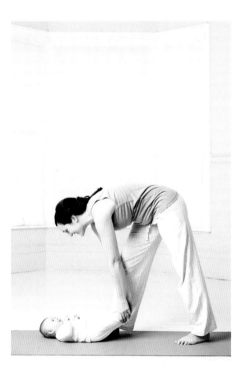

1 Votre bébé est allongé face à vous. Posez un pied à la hauteur des siens et reculez l'autre à une distance confortable. Il ne faut pas trop écarter les jambes pour ne pas solliciter trop fortement vos ligaments pelviens encore fragiles. À l'inspiration, levez les bras devant vous puis au-dessus de votre tête pour étirer votre corps des pieds jusqu'au bout des doigts.

2 À l'expiration, ramenez vos bras au-dessus du ventre de votre enfant. Gardez votre pied bien ancré au sol.

3 Caressez le corps de votre bébé des épaules aux pieds, au besoin, fléchissez un peu les genoux. Vous pouvez agiter légèrement ses pieds pour l'impliquer. Si vous ne réalisez que cet enchaînement, répétez-le trois fois.

Le triangle (version facile)

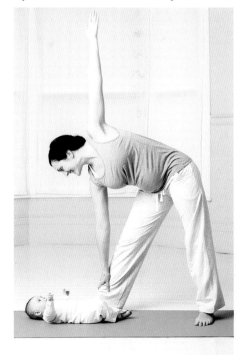

L'étirement simple en avant

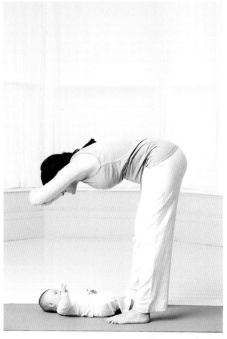

L'étirement classique en avant

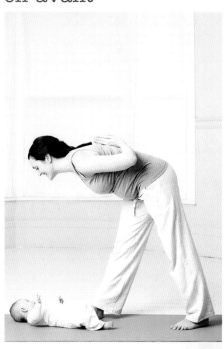

À partir de la troisième étape de la page précédente, tournez votre pied arrière vers l'extérieur. Inspirez en levant à la verticale le bras lui correspondant. Expirez en étirant. Vous pouvez poser la main libre sur la jambe avant si vous trouvez cela plus commode. Si possible, tournez lentement votre tête pour regarder vers le haut et accentuer la rotation du torse. Inspirez puis soufflez bien en baissant lentement votre bras. Vous pouvez de nouveau titiller les pieds de Bébé pour qu'il participe. Pour étirer l'autre côté, inversez la position de vos jambes. Pour finir, prenez la posture de l'enfant (voir page 77) pour vous détendre avec votre enfant devant vous.

Pour cet étirement de la colonne vertébrale, à la fois efficace et relaxant, croisez vos avant-bras en tenant vos coudes et levez-les au-dessus de votre tête. N'allez pas trop loin, arrêtez-vous aux oreilles et faites attention à garder le dos droit. Pour accentuer l'étirement de ce dernier, pointez les coudes vers l'avant à chaque expiration. Vos genoux doivent rester souples (en cas de doute, fléchissez-les légèrement). Relâchez vos bras en caressant votre bébé pour lui faire un petit coucou.

À partir de la posture du triangle, mettez vos mains derrière votre dos, si possible, les paumes jointes sur les omoplates. L'un après l'autre, amenez vos coudes derrière votre dos à hauteur de la taille. Inspirez pour vous étirer tout doucement vers le sol, en laissant votre pied arrière bien collé au tapis et votre dos droit. Soufflez et cette fois, allongez votre colonne le plus possible au-dessus de votre bébé, comme si un fil vous tirait par la tête. Si vous sentez que vous creusez le dos, arrêtez votre geste. Inspirez et redressez-vous très lentement en expirant. Inversez la position des jambes et recommencez.

Étirements en position assise

Vous allez pouvoir réveiller toute votre colonne vertébrale avec des rotations et des flexions du torse que votre grossesse empêchait. Asseyez-vous le dos le plus droit possible, afin d'éliminer la tension accumulée dans vos épaules. N'hésitez pas à vous installer sur un bloc de mousse si vous avez besoin de soulager vos reins. Votre bébé, assis ou allongé devant vous, va vous observer attentivement et, peu à peu, vous imiter.

Étirements des épaules

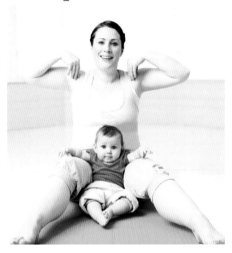

Bras ouverts puis fermés

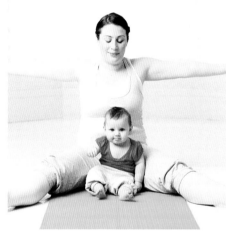

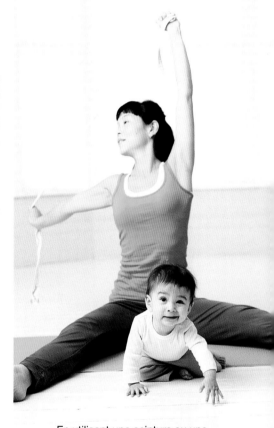

En utilisant une ceinture ou une écharpe, vous dynamiserez cette séquence et pourrez y ajouter des mouvements latéraux et circulaires, toujours en douceur, bien sûr !

Assise au sol le dos bien droit, posez vos doigts sur vos épaules. Inspirez et levez les coudes sur le côté en évitant de contracter la nuque. Expirez et baissez les coudes. Faites une série de trois étirements : vos épaules sont plus légères, comme débarrassées d'un poids.

Dans la même position, dessinez des cercles avec vos coudes d'avant en arrière pour ouvrir votre poitrine puis d'arrière en avant pour éliminer la tension dans le haut de votre dos. Rythmez vos gestes avec votre respiration : inspirez en levant les bras, expirez en dessinant un cercle.

Tendez les bras devant vous, et joignez vos mains paume contre paume. Prenez une inspiration puis expirez en ouvrant les bras sur le côté, à hauteur des épaules, et en les tirant le plus en arrière possible, sans vous cambrer et en gardant vos doigts tendus. Inspirez et revenez à la position de départ. Répétez l'exercice trois fois. Si vous n'avez jamais fait de yoga auparavant, vous étirer doucement en synchronisant votre respiration va peut-être vous sembler étrange. Au fil du temps, vous prendrez conscience de vos muscles les plus profonds et vous serez étonnée de l'énergie et de la sérénité générées par ces mouvements.

Flexion avant

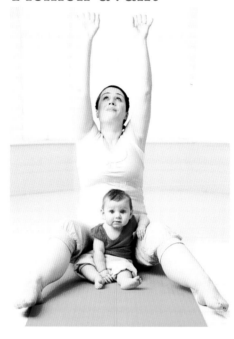

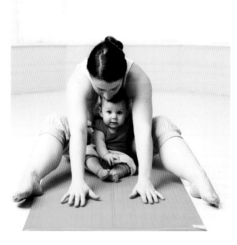

1 À partir de la position bras tendus et ouverts, inspirez et levez les bras comme si vous vouliez toucher le plafond, paumes en avant. Expirez en regardant vers le haut.

2 Inspirez puis soufflez en penchant lentement votre buste bras tendus et mains à plat au sol. Prenez une respiration profonde puis relâchez et revenez à la position 1. Fléchissez légèrement les jambes si vous en ressentez le besoin dans les premiers temps, l'important est d'étirer votre dos sans vous contracter.

Torsion du buste

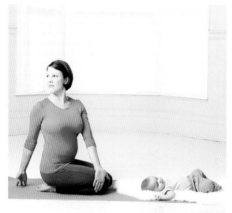

Ces mouvements mettent en œuvre une rotation de la colonne vertébrale qui tonifie les muscles dorsaux et abdominaux, associée à une respiration profonde pour ouvrir le haut du corps. En mobilisant les abdominaux, vous corrigerez leur éventuel relâchement, et agirez sur les ligaments du bassin. Asseyez-vous sur vos talons et posez le dos de l'une de vos mains à l'extérieur du genou opposé. Inspirez et posez votre autre main sur le sol derrière votre dos. En vous servant de vos bras comme de leviers, accentuez doucement la torsion partant du bas de la colonne vertébrale à chaque expiration. Laissez votre tête suivre la colonne sans forcer.

Le rameur

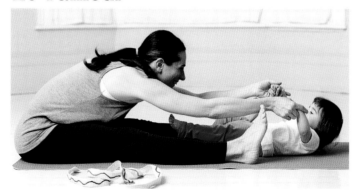

Lorsque votre enfant est capable de se relever tout seul, allongez-le face à vous et… ramez de concert sur l'air de :
« Bateau sur l'eau, la rivière, la rivière… »
Quand l'une est penchée en avant, l'autre est étendu. L'étirement vous sera d'autant plus facile que vous aurez les pieds écartés. En les amenant toujours plus près, vous vous rapprocherez de la flexion avant classique connue pour avoir de nombreux bienfaits, dont celui d'affiner la taille.

À genoux sur le sol

Ces étirements vous aideront à retrouver la cambrure naturelle de votre colonne vertébrale et, par conséquent, votre équilibre. Certaines postures sont recommandées également tout au long de la grossesse. Exercez-vous d'abord lentement en respirant profondément pour accompagner les mouvements. Vous pourrez ensuite être plus énergique et peut-être même que Bébé trouvera cela amusant à suivre.

Étirement en diagonale

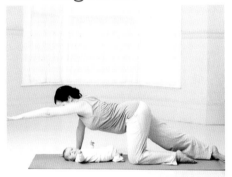

Prenez la posture du chat (voir page 78). Inspirez en tendant horizontalement un bras et la jambe opposée (gauche/droite et vice-versa). Expirez en accentuant l'étirement au maximum. Essayez de garder votre bassin en place, le genou au sol dans l'alignement de la hanche. Revenez à la position initiale et relâchez pour éliminer la tension accumulée dans le bas de votre dos. Répétez trois fois en vous appuyant toujours sur votre respiration.

Flexion/extension de la jambe

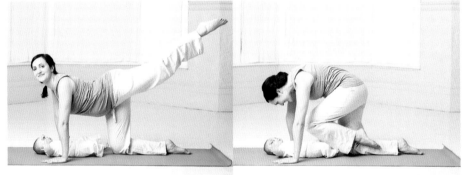

1 Toujours en posture du chat, vérifiez que vos mains sont dans l'alignement de vos épaules. Inspirez et tendez une jambe derrière vous à l'horizontale ou plus haut. Pensez à expirer longuement en étirant sans contracter. Votre pied peut être tendu ou fléchi, l'essentiel étant que vous ne sentiez ni gêne ni douleur dans le bas du dos.

2 Inspirez et ramenez la jambe vers votre visage en faisant le dos rond. Expirez alors profondément, avant de revenir à la position de départ. Faites trois séries de chaque côté et plusieurs fois par jour si vous avez mal au dos.

Étirement latéral

Cet étirement est aussi bénéfique que vous ayez déjà accouché ou non, car, en améliorant votre respiration, vous vous sentirez plus légère et pleine d'énergie. À genoux, dans la posture du chat, tendez une jambe vers le côté en ouvrant la hanche. Pour ne pas basculer, tournez le genou au sol vers l'extérieur: votre jambe devient trépied. Inspirez et tendez le bras au-dessus de votre tête dans le prolongement de la jambe tendue.

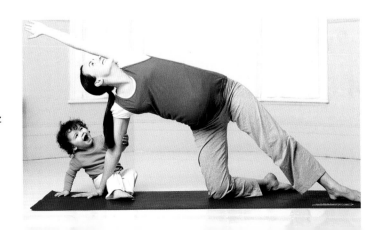

Postures debout : variantes

Afin d'impliquer votre enfant dans des postures debout, il vous faut contrôler votre manière de le porter. Soyez très vigilante du début à la fin de l'exercice, passez-le doucement d'un côté à l'autre et faites-lui un câlin dès que vous le changez de position afin de le rassurer. Plus vous gagnerez en stabilité, plus il apprendra l'équilibre.

L'aigle

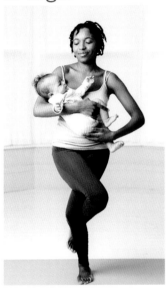

Cette posture va vous pousser à contracter vos abdominaux, tout en respirant profondément. Votre enfant allongé dans vos bras (voir page 18), fléchissez vos genoux et passez une jambe autour de l'autre. Si vous y arrivez, glissez votre pied derrière le mollet. Essayez de remplir complètement vos poumons d'air, avant de les vider le plus possible. Décroisez vos jambes, faites quelques pas de détente et changez de côté.

Lever de jambe fléchie

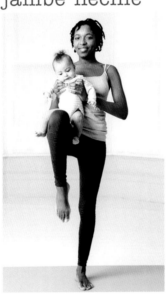

Tenez votre bébé à cheval sur l'une de vos cuisses. Pliez le genou et levez-le le plus haut possible. Ancrez bien votre pied au sol pour être plus efficace dans l'étirement du bas du dos, le haut restant souple. Pour un effet apaisant, faites l'exercice lentement en expirant profondément. Pour éliminer vos tensions, soyez plus dynamique, respirez plus vite et faites glisser (toujours en souplesse) votre bébé d'une cuisse sur l'autre.

L'arbre

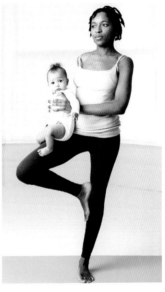

Posez un pied à l'intérieur de la jambe opposée. Installez votre bébé sur le haut de votre cuisse, son dos contre votre ventre. Ouvrez la jambe fléchie. Si vous manquez d'équilibre, n'essayez pas de maintenir la posture coûte que coûte, mais faites quelques pas puis changez de côté.

Le triangle

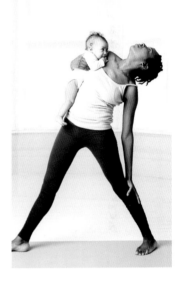

Prenez votre bambin contre votre épaule (voir page 19). Écartez vos pieds en rentrant légèrement celui de derrière pour bien l'appuyer au sol, et tendez également la jambe avant. Faites glisser votre bébé le long de votre corps, et si vous sentez que vous arrivez à le tenir d'un bras, tendez l'autre pour attraper votre jambe arrière. En le portant ainsi, vous accentuez l'étirement entre la hanche et l'épaule. Expirez en revenant à la position initiale. Décontractez vos jambes avant de changer de côté.

Flexions arrière

Tout en étirant l'avant du corps, ces flexions stimulent et rééquilibrent nos systèmes nerveux et endocrinien. Ne sautez pas d'étape, même si vous pratiquiez déjà le yoga avant votre grossesse : il est très important de suivre la progression présentée ici.

Le petit pont

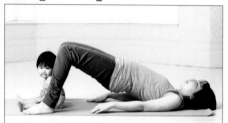

Dans cette séquence, vous allez muscler le bas de votre dos. Faites le pont, qui tonifie les muscles pelviens (voir page 75, étape 3). Vous pouvez placer votre enfant entre vos jambes. Pour rendre votre effort plus efficace, appuyez vos mains au sol, comme pour les y enfoncer, et imaginez que votre coccyx doit aller toucher vos talons. Essayez de maintenir la posture pendant plusieurs respirations. Faites l'exercice trois fois puis ramenez vos genoux sur la poitrine et laissez vos muscles se relâcher.

La demi-flexion

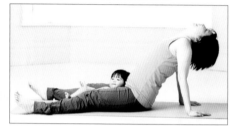

Asseyez-vous, dos droit, jambes légèrement écartées et votre enfant entre elles, en appui contre vous. Posez les paumes de vos mains à plat sur le sol, derrière vous et poussez dessus pour étirer le haut de votre dos et votre poitrine. Respirez profondément. Si vous le pouvez, laissez retomber votre tête en arrière pour accentuer le geste.

Le héros allongé

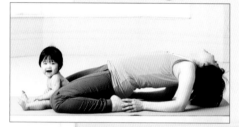

Cette posture classique, étonnamment relaxante, s'adresse aux personnes souples et maîtrisant les flexions en arrière. Asseyez-vous entre vos talons, votre enfant entre vos genoux. Penchez-vous peu à peu en arrière et prenez appui sur vos coudes. Entraînez-vous durant au moins deux semaines avant d'essayer d'attraper vos pieds avec vos mains et de poser votre tête sur le tapis. Respirez profondément puis revenez à la position initiale et enfin, penchez-vous en avant pour vous reposer (voir la posture de l'enfant, page 77). Attention à ne pas vous faire mal au dos en changeant de position.

Attention !

Les flexions arrière sont vivement déconseillées durant la grossesse. Après avoir accouché, il faut avoir bien remusclé votre dos avant de vous lancer dans ces postures. Attendez au minimum six mois avant de tenter le héros allongé.

La relaxation

Une séance de yoga comprend des exercices de relaxation qui renforcent les bienfaits des différentes postures. Après le héros allongé, privilégiez les postures du cygne (voir page 77) ou du cadavre (ci-dessous).

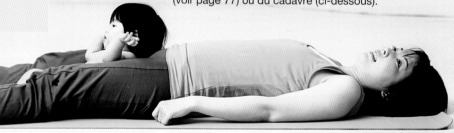

5. Améliorer la motricité de votre enfant

Pendant ses dix-huit premiers mois, chaque enfant devra trouver sa manière de rouler, de s'asseoir, bref de se mouvoir dans l'espace. Sa progression lui sera propre, et ses parents l'aideront à franchir les étapes selon leurs traditions. Être câliné, massé et jouer avec une maman attentive sur un sol en terre battue donne parfois de meilleurs résultats que tous les gadgets et jeux éducatifs dont sont entourés nos petits. Grâce au yoga, vous noterez les progrès de votre enfant qui contrôle de mieux en mieux son corps. Vous serez sensible à ses victoires mais aussi à ses frustrations. Observez-le : à force de porter son pied à la bouche, il se sera préparé à rouler sur lui-même. Il veut montrer à ses parents de quoi il est capable, pour qu'ils soient les témoins de ses réussites et de la joie qu'elles lui procurent. Dans ce chapitre, vous découvrirez comment saisir chacun de ces moments magiques et comment l'aider à aller plus loin. La charrue est un des exercices de base pour renforcer la motricité des enfants comme des adultes (voir exercice page suivante).

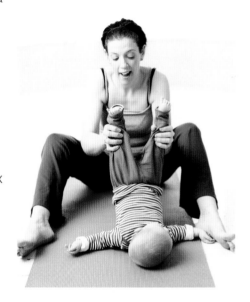

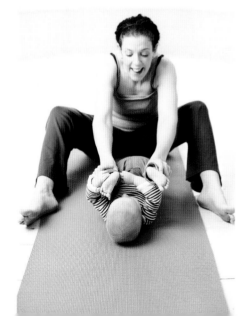

Étirements toniques et ludiques

Nous allons enchaîner des postures désormais familières pour en faire des séances d'étirements toniques et ludiques. Ainsi, votre bébé apprendra à profiter de son énergie et à gérer ses frustrations. Si vous n'avez pas suivi la progression de ce livre, consacrez un moment aux pages 54 et 55 pour pouvoir intégrer un à un les mouvements suivants. Certains bébés n'aiment pas être allongés pour ces exercices ; si c'est le cas, asseyez le vôtre sur vos genoux.

1 La charrue

Dans cette posture (voir photographies page précédente), les jambes de votre bébé étant tendues au-dessus de sa tête, les muscles du bas de son dos vont se renforcer, sa thyroïde sera stimulée ainsi que sa digestion, sa circulation sanguine et sa respiration. La posture de la charrue, bien que conseillée pour les enfants constipés, ne doit jamais être pratiquée après un repas quel qu'il soit. C'est parti ! Allongez-le sur le dos et aidez-le à tendre ses jambes en les tenant, sans forcer, au-dessus des genoux. Exercez une légère pression sur son coccyx afin qu'il reste près du sol et que sa colonne vertébrale puisse s'étirer, enfin relâchez. S'il semble apprécier, rapprochez ses pieds du visage.

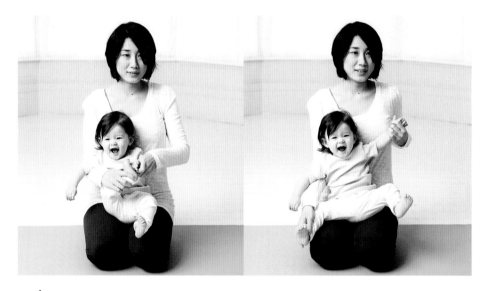

2 Étirement bras/jambe opposés

Cette fois, on ne va pas rapprocher gentiment la main et le pied opposés, au contraire. Étirez la diagonale bras/jambe sur un rythme plus vif, mais qui doit rester régulier. Il va sûrement aimer, mais n'étant pas capable de le faire tout seul, il a besoin de votre aide active !

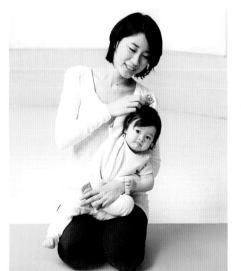

3 Étirement du demi-lotus

Ici, tout un côté de son corps va être étiré, du pied à la main au-dessus de sa tête. Comme dans l'étirement précédent, ce sont des mouvements qu'il ne peut pas encore réaliser tout seul parce qu'il manque de coordination. Gardez un rythme régulier lorsque vous changez de sens. S'il résiste, notamment lorsque vous étirez son bras, ne forcez pas.

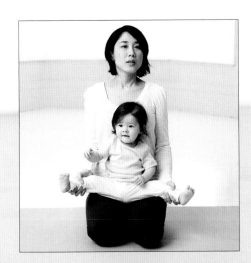

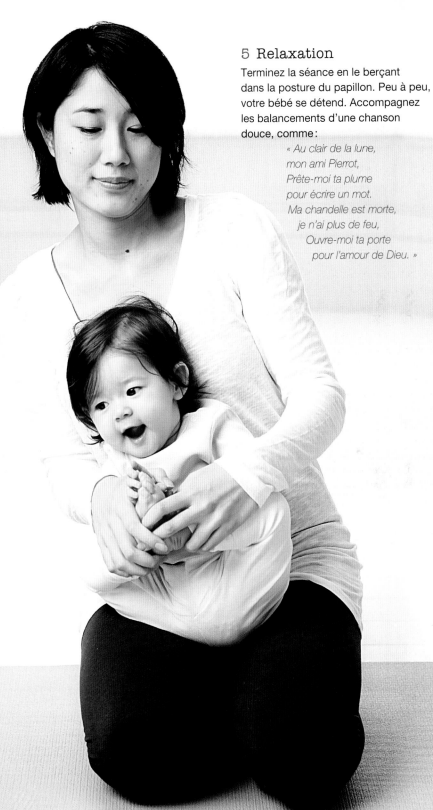

5 Relaxation

Terminez la séance en le berçant
dans la posture du papillon. Peu à peu,
votre bébé se détend. Accompagnez
les balancements d'une chanson
douce, comme :

« Au clair de la lune,
mon ami Pierrot,
Prête-moi ta plume
pour écrire un mot.
Ma chandelle est morte,
je n'ai plus de feu,
Ouvre-moi ta porte
pour l'amour de Dieu. »

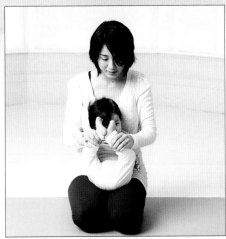

4 Pied de nez

Votre enfant est assis sur le haut de vos cuisses,
le dos appuyé contre vous pour ne pas glisser.
Ouvrez grand ses jambes puis rapprochez-les
l'une de l'autre et levez ses pieds jusqu'à son
nez. Pour varier, faites passer ses jambes l'une
par-dessus l'autre deux fois de chaque côté.

Bien se tenir assis

Voici quelques petits jeux pour aider votre enfant à conforter sa position assise. Ne soyez pas trop pressée! Il s'assiéra tout seul quand il sera prêt; que ce soit tôt ou tard ne reflète en rien son intelligence mais plutôt sa personnalité. Il essaiera ensuite de se mettre à genoux, de se pencher en avant et enfin de se mettre à quatre pattes.

Un papillon bien droit

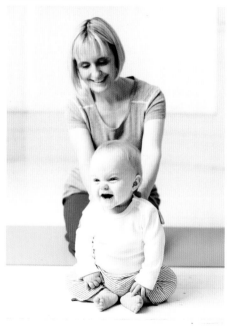

Asseyez Bébé dans la posture du papillon : repliez ses jambes, rapprochez ses plantes de pied sans forcer. Posez délicatement mais fermement vos deux mains à plat sur son dos. En offrant plus ou moins de résistance, vous lui permettez de renforcer ses muscles dorsaux et lui apprenez à être stable dans cette position.

Agiter les bras

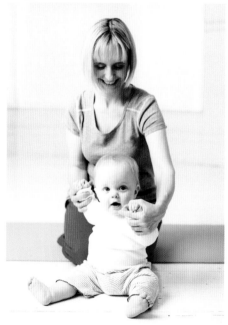

En tenant ses mains et en rythmant l'exercice par une comptine, faites balancer les bras de votre bambin, doucement d'abord, puis de plus en plus vite afin de lui apprendre à garder son équilibre.
« Hé-ho! Hé-ho!
On rentre du boulot!
Hé-ho, Hé-ho, Hé-ho,
Hé-ho, Hé-ho, Hé-ho! »

Taper dans ses mains

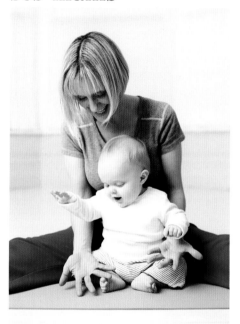

Tous les bébés aiment jouer avec leurs mains ou celles de Maman. Taper dans vos mains, de lui-même ou avec de l'aide, va améliorer sa capacité à rester assis sans soutien.

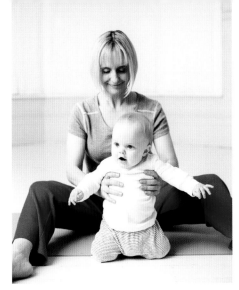

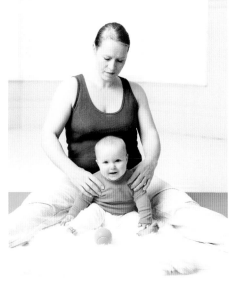

Apprendre à se redresser

Maintenant qu'il est capable de rester quelques minutes en position assise sans aide, posez doucement vos mains sur ses épaules et exercez une légère pression vers vous, afin de l'aider à ouvrir sa cage thoracique et favoriser la mobilité de sa colonne vertébrale. Ce sont des éléments indispensables pour avoir une bonne posture et éviter certains désagréments.

Le mini-héros

En général, les enfants aiment bien s'agenouiller puis s'asseoir entre leurs pieds. Pour cette variante de la posture du héros, tenez fermement le vôtre sous les bras, aidez-le à se lever sur ses genoux puis relâchez (en desserrant simplement un peu vos mains) pour qu'il revienne à la position initiale. Plus il fera cet exercice, plus il aura de facilité pour se déplacer à quatre pattes.

Pagayons, pagayons !

Il suffit souvent d'un peu d'observation pour comprendre la progression de l'enfant entre la position assise et le déplacement à quatre pattes. Vous remarquerez alors qu'il s'assoit, quelquefois, une jambe pliée sous ses fesses et l'autre tendue devant lui, notamment lorsqu'il veut attraper quelque chose. En l'étirant, les bras en diagonale, puis vers l'avant et l'arrière comme pour pagayer, vous allez bien sûr renforcer ses muscles ; mais vous allez aussi améliorer l'impulsion dont il aura besoin pour tendre sa main et, ensuite, pour se mettre à quatre pattes.

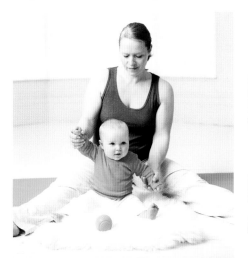

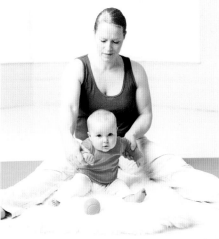

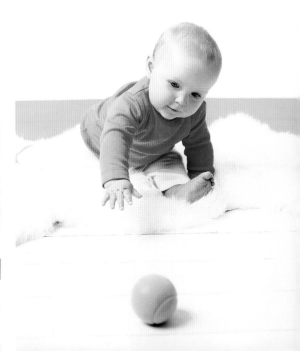

Passer à quatre pattes

Votre bébé a besoin de votre aide pour que toute la face antérieure de son corps reste détendue alors qu'il sollicite son dos pour se déplacer à quatre pattes.

Soulevez-le juste un tout petit peu pour qu'il prenne conscience du mouvement qu'il doit effectuer pour arriver à ses fins.

Maintien par le buste

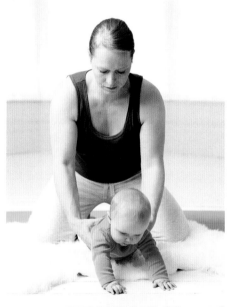

Dorénavant, il arrive à se pencher pour atteindre le sol lorsqu'il est dans les postures du papillon ou du héros. Posez vos mains de chaque côté de sa cage thoracique, les pouces sur ses omoplates et les autres doigts sur sa poitrine. En alternant, exercez une légère pression des pouces puis des doigts. Le haut de son corps va se relever un peu, alors que ses mains resteront au sol.

Maintien par les épaules

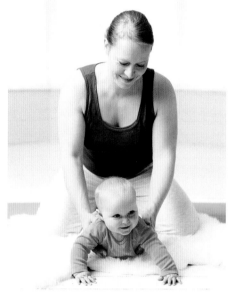

Gardez vos doigts en position, sauf vos pouces que vous faites descendre sous ses omoplates. Votre enfant va pouvoir redresser le haut de son corps et pousser sur ses bras pour prendre la posture du cobra. Le voilà allongé sur le ventre, jambes tendues.

Décoller ses bras du sol

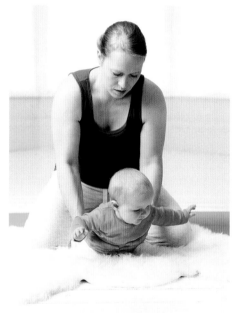

Descendez vos mains encore plus bas. Si votre bébé est suffisamment tonique, la pression de vos mains l'aidera à décoller les siennes, ainsi que son buste, du sol. Glissez alors les mains sous ses aisselles pour le soutenir, et uniquement pour cela! Ne forcez surtout pas. Quand vous voyez qu'il en a assez, relâchez.

Maintien
par le bassin

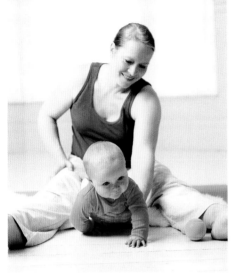

Si, lorsqu'il est à genoux, votre petit se penche tout seul en avant mais n'arrive pas à se redresser, glissez une main sous ses hanches pour le soutenir légèrement et lui permettre d'initier le mouvement avec le bas de sa colonne vertébrale. Ne soulevez pas son bassin sous peine de le voir basculer en avant.

Le héros
se prépare à y aller...

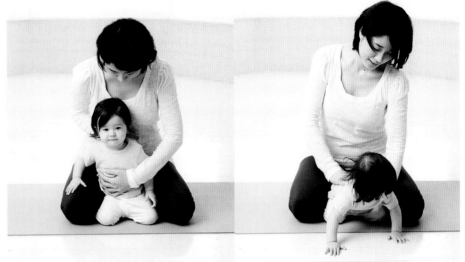

Au fil des semaines, la posture du héros lui a donné de la force, mais pas tout à fait assez. En le soutenant au niveau du ventre et du dos, vous l'aiderez juste ce qu'il faut pour lui permettre d'avancer. Votre bébé découvre une liberté toute nouvelle qui vous réjouira tous les deux.

Un, deux, trois...
partez !

Si votre enfant ne tient pas sur ses bras et se retrouve sur le ventre lorsqu'il essaie de se mettre à quatre pattes, agenouillez-vous à côté de lui et glissez une main sous sa poitrine et l'autre sous ses hanches. Inspirez et levez-le un tout petit peu afin que ses mains et ses pieds prennent appui sur le sol, sans que ce soit vous qui supportiez son poids. Ses jambes dégagées, il peut s'en aider pour avancer.

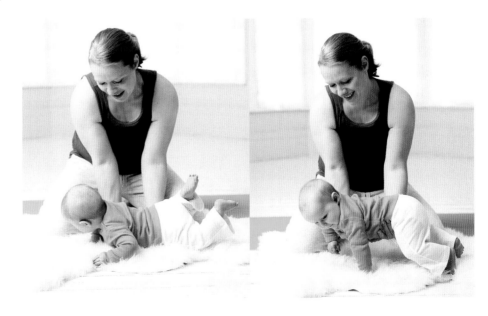

Sachez l'encourager...

Vous trouvez que votre enfant met du temps à passer au déplacement à quatre pattes ? Pourquoi vouloir brûler les étapes ? Pour y arriver, il lui faut intégrer nombre de mouvements, ce qui sera plus ou moins long selon sa personnalité. Par ailleurs, tous ne passent pas par cette phase, certains vont se mettre directement debout. Il semblerait tout de même que cette expérience soit bénéfique pour leur développement. Avec les prochains étirements, vous allez pouvoir aider votre enfant s'il a un peu de mal à franchir cette étape.

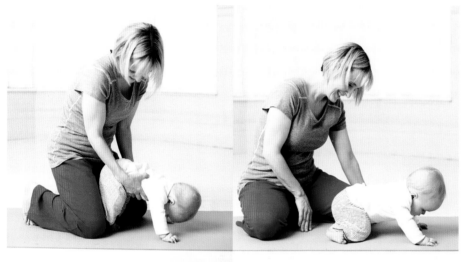

Si, lorsqu'il est à genoux, votre bébé tend ses bras et avance ne serait-ce qu'un tout petit peu, soutenez simplement ses hanches pour que ses jambes puissent bouger.

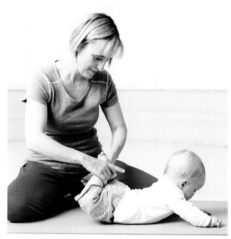

S'il n'arrive toujours pas à avancer ses jambes tout seul, tendez-les et levez-les doucement en collant ses pieds l'un contre l'autre au-dessus de ses fesses afin de tonifier et assouplir son dos.

Vous pouvez aussi prendre l'une de ses jambes et la tendre en arrière…

… puis avancer son genou en maintenant son autre jambe et en stabilisant sa hanche avec votre main libre. Cet exercice suffit souvent à lui faire comprendre comment utiliser ses jambes pour avancer, ou reculer, à quatre pattes.

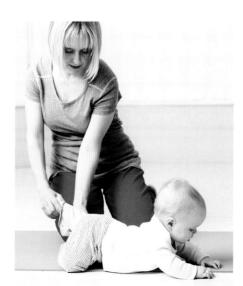

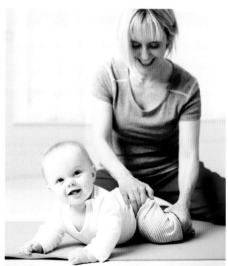

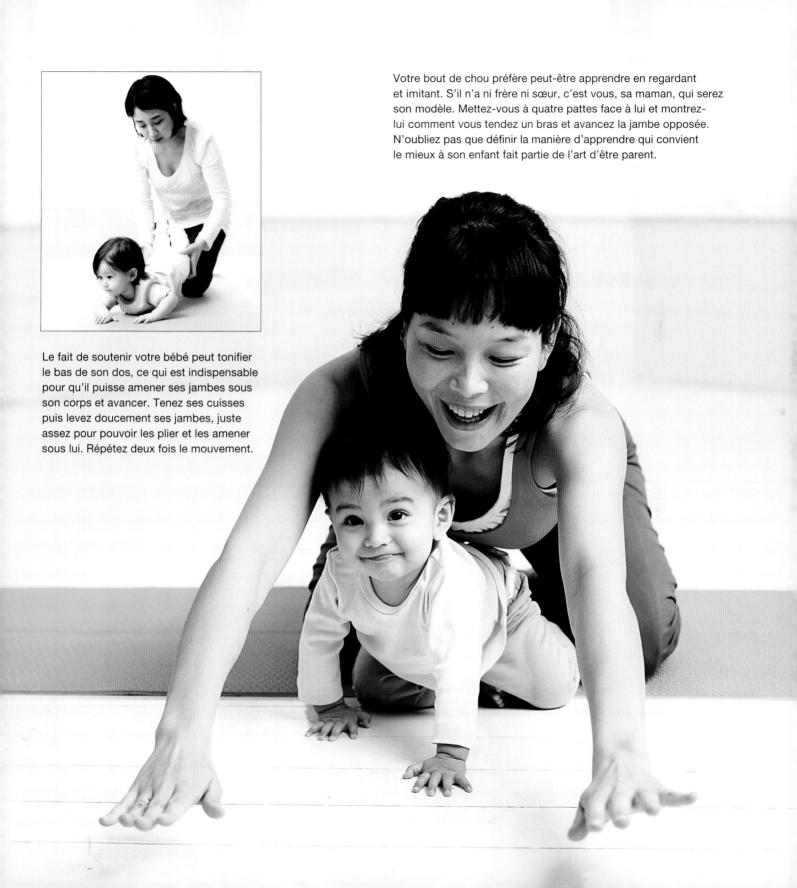

Votre bout de chou préfère peut-être apprendre en regardant et imitant. S'il n'a ni frère ni sœur, c'est vous, sa maman, qui serez son modèle. Mettez-vous à quatre pattes face à lui et montrez-lui comment vous tendez un bras et avancez la jambe opposée. N'oubliez pas que définir la manière d'apprendre qui convient le mieux à son enfant fait partie de l'art d'être parent.

Le fait de soutenir votre bébé peut tonifier le bas de son dos, ce qui est indispensable pour qu'il puisse amener ses jambes sous son corps et avancer. Tenez ses cuisses puis levez doucement ses jambes, juste assez pour pouvoir les plier et les amener sous lui. Répétez deux fois le mouvement.

Debout en toute sécurité

Après avoir concentré tous ses efforts sur la position à quatre pattes, à genoux ou les déplacements sur les fesses et être parvenu à se lever tout seul, votre bébé doit franchir une nouvelle étape : la position debout. Soyez vigilante afin de pouvoir le retenir s'il bascule.

Vous savoir à ses côtés l'aidera à passer à la marche et diminuera le nombre de chutes qui le rendent si malheureux. Lorsque vous jouez avec votre enfant, pensez à mettre en pratique les principes du yoga décrits dans ces pages.

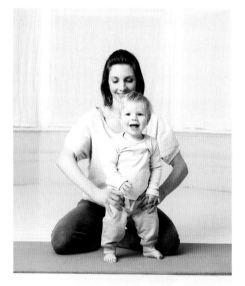

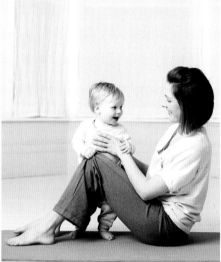

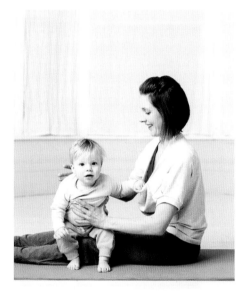

Installez Bébé debout, dos à vous. Posez vos mains sur ses hanches, les pouces à l'arrière. Avec ceux-ci, exercez une légère pression vers le bas. Il sera sûrement ravi de pouvoir rester debout sans basculer, pendant quelques secondes.

Assise sur un tapis, mettez votre enfant debout entre vos jambes, de côté par rapport à vous. Montez vos genoux afin qu'il ne bascule pas. Pour un meilleur soutien, posez une main sur sa poitrine et l'autre sur le haut de son dos.

Toujours assise sur un tapis, mais jambes tendues, placez-le de côté sur l'une de vos cuisses. Posez une main sur sa poitrine et l'autre sur le haut de son dos. En le faisant légèrement basculer en arrière, il va, par réflexe, se pencher en avant et se mettre debout. Répétez plusieurs fois l'exercice.

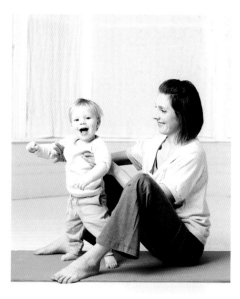

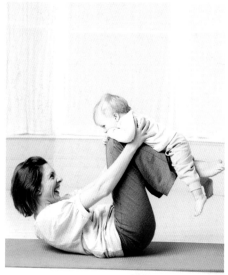

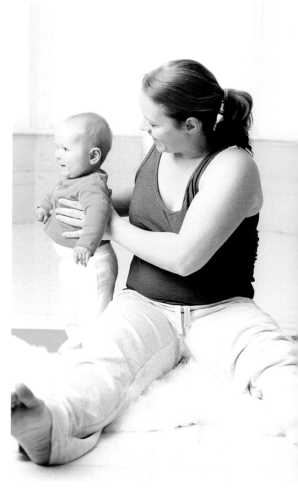

Asseyez-vous jambes fléchies, Bébé perché sur l'un de vos genoux et laissez-le glisser le long de votre jambe afin qu'il se retrouve les pieds à plat sur le sol. Pour le relever sans vous faire mal, tendez une jambe sur le sol, asseyez-le sur votre genou, inspirez et remontez la jambe.
Attention : cette manière de faire est à proscrire si vous êtes enceinte.

Votre bébé est peut-être habitué à l'avion (voir page 76) : vous pouvez en profiter pour lui faire faire des équilibres debout. Pour cela, asseyez-vous pieds joints et jambes fléchies, installez-le face à vous, en appui sur vos tibias. Tenez-le sous les bras, basculez en arrière et, grâce à votre élan, revenez à la position assise. Il peut alors pousser sur ses pieds au moment où il touche le sol. Si vous êtes suffisamment énergique, cela peut devenir un mouvement de culbute aussi drôle qu'efficace pour son équilibre.

Tant que votre petit n'est pas trop lourd, faites ce nouvel exercice au sol qui est bon pour vous deux. S'il n'a aucune difficulté à se lever de vos cuisses, mettez-le debout à côté de vous. Tenez-le fermement sous les bras et amenez-le de l'autre côté en dessinant comme un arc-en-ciel au-dessus de vos jambes. Retirez progressivement vos mains afin de voir s'il tient en équilibre ou s'il bascule et tombe sur les fesses. Il est probable que, petit à petit, il se plaira à anticiper le mouvement en s'accroupissant avant d'être soulevé.

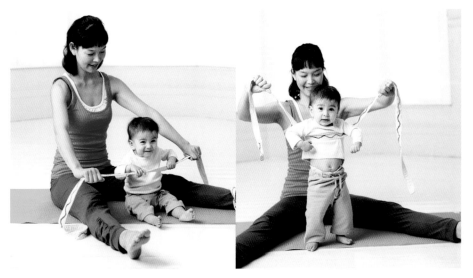

Si vous aimez pratiquer des étirements avec une ceinture, faites l'exercice ci-contre. Asseyez votre enfant dans la même position que vous. Faites-lui tenir une ceinture à deux mains. S'il arrive déjà à se relever tout seul, la ceinture l'aidera uniquement à s'étirer une fois debout. Dans le cas contraire, glissez la ceinture sous ses bras pour l'aider, puis, lorsqu'il est debout, relâchez peu à peu le soutien afin qu'il trouve son équilibre.

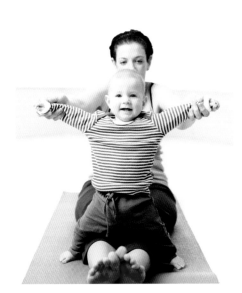

Asseyez-vous au sol, votre bébé debout devant vous. Glissez une jambe entre ses cuisses en le soutenant sous les bras et soulevez-le un petit peu puis redescendez-le jusqu'à ce que ses pieds touchent le tapis. N'hésitez pas à recommencer, mais sachez que plus il sera proche de votre cheville, plus ce sera difficile pour vous. Si vous êtes enceinte de quelques semaines, cet exercice vous est fortement déconseillé.

Vous êtes assise, jambes tendues. Fléchissez-les légèrement pour que votre bébé soit à califourchon juste avant vos genoux, les pieds au sol. Prenez ses mains. Inspirez, baissez les genoux et tendez ses bras sur le côté afin que son corps dessine un « X ». Expirez, relâchez vos bras. Il y a de fortes chances pour qu'il s'asseye tout en en redemandant. N'hésitez pas à rendre cet exercice excitant en y ajoutant la surprise.

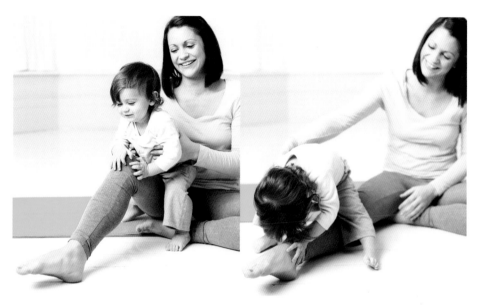

Presque tous les bébés aiment être
à cheval sur les genoux de leur maman.
Fait au sol avec votre bambin
à califourchon, ce petit jeu est très
intéressant pour l'aider à ancrer ses pieds
et gagner en équilibre. Pensez à fléchir
la jambe libre afin que vous puissiez
bouger d'avant en arrière sans contrainte.
Accompagnez-vous, par exemple,
du grand classique :
« À cheval sur mon bidet,
Quand il trotte, il est parfait.
Au pas, au pas, au pas.
Au trot, au trot, au trot.
Au galop, au galop, au galop. »
Jouez sur la surprise en abaissant votre
genou pour le faire basculer en avant,
et l'inciter à retrouver son équilibre en riant.

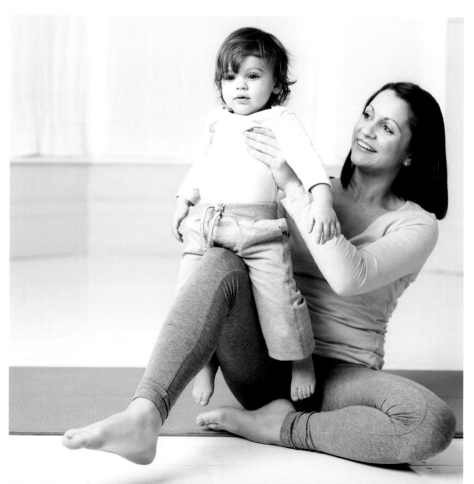

Installez-le sur l'un de vos genoux.
Tenez-le sous les bras. Inspirez et décollez
votre pied du sol. Expirez et reposez
votre pied de manière à ce que ceux
de votre enfant viennent en appui
sur le tapis. Il aimera sûrement l'alternance
d'équilibre et de stabilisation au sol.

Se préparer à marcher

Les enfants qui commencent à se tenir debout apprécient souvent ces mouvements qui leur permettent de gagner en souplesse et en force, toutes deux indispensables pour franchir un nouveau cap : marcher. Les culbutes comptent parmi leurs jeux préférés, alors, pour son plus grand plaisir, faites faire à votre enfant la posture du chien tête

en bas. En l'incitant à atterrir sur ses pieds, ces inversions dynamiques vont lui apprendre à rétablir son équilibre, réflexe nécessaire aux cabrioles. Laissez-vous guider par ses réactions, mais même s'il en redemande, limitez la séance à deux figures d'affilée, et terminez toujours par un câlin.

Culbutes et galipettes

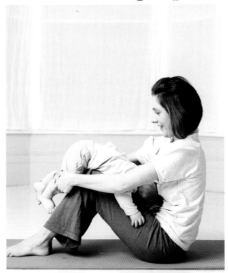 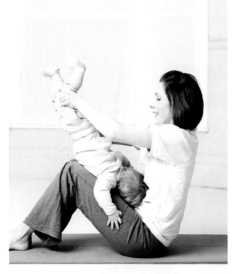 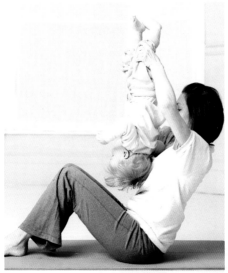

1 Asseyez-vous sur le tapis, votre enfant debout entre vos genoux. Tenez-le sous les bras et amenez vos genoux à ses hanches. Il va se retrouver en équilibre sur vos jambes fléchies, son corps dessinant un « V » et sa tête vers votre ventre.

2 Levez ses jambes afin qu'il se retrouve la tête en bas, le torse toujours posé sur vos cuisses et le dos aligné. Prenez soin d'agir avec vos deux mains en même temps et de prendre ses jambes juste au-dessus du genou.

3 Inspirez profondément, inclinez-vous légèrement en arrière et, en un seul mouvement, soulevez-le complètement.

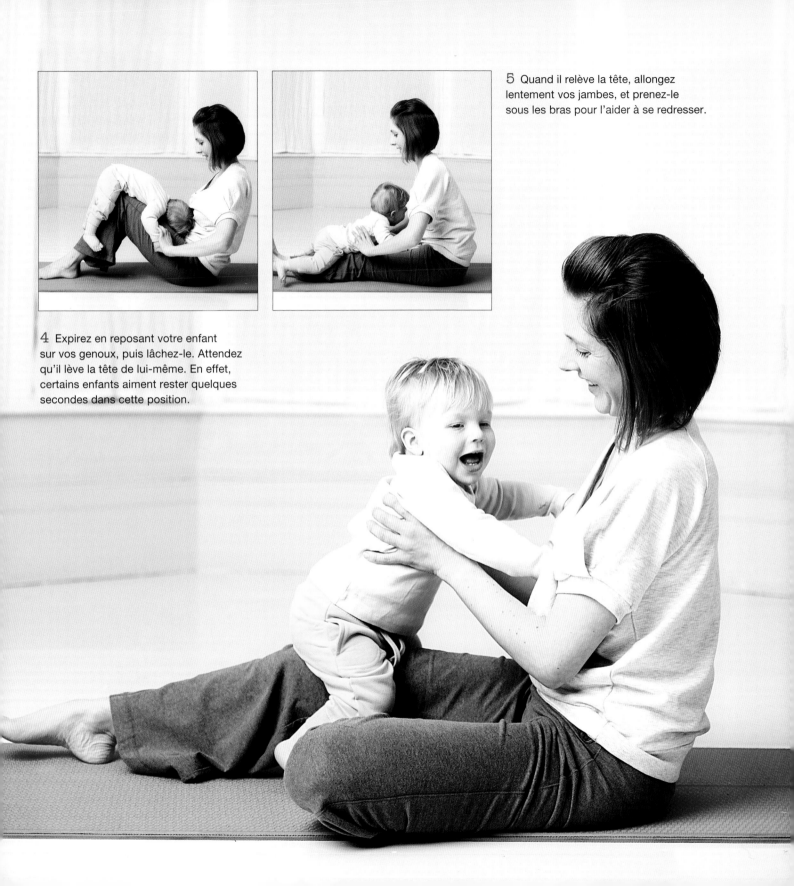

5 Quand il relève la tête, allongez lentement vos jambes, et prenez-le sous les bras pour l'aider à se redresser.

4 Expirez en reposant votre enfant sur vos genoux, puis lâchez-le. Attendez qu'il lève la tête de lui-même. En effet, certains enfants aiment rester quelques secondes dans cette position.

Accompagner le handicap

Pour les enfants handicapés, l'alignement du corps est essentiel. Afin qu'ils adoptent la meilleure posture qui soit, il est indispensable de tonifier leur colonne vertébrale, sans forcer bien sûr, et de veiller à ce que leurs hanches soient à la même hauteur et leur tête aussi droite que possible. Une serviette de toilette roulée et glissée sous une fesse de votre enfant peut suffire à rattraper un petit décalage. Attention à ne pas trop stimuler ses hanches s'il est atteint de trisomie, de paralysie cérébrale ou de pathologies en découlant, car il est susceptible d'avoir un bassin instable. S'il a tendance à avoir des reflux gastriques conséquents au cours d'un massage ou d'un travail sur ses hanches, roulez une serviette et glissez-la sous sa tête et le haut de son corps.

S'il a une sonde de gastrostomie, les exercices sur le ventre restent importants tout comme les manipulations de cette zone lors des portés ou des roulades. Soyez néanmoins extrêmement vigilante, notamment si l'intervention chirurgicale est récente ou si la zone est enflammée. Observez très attentivement ses réactions (voir page 14): même s'il semble avoir des moyens de communication limités, il saura vous faire comprendre que vous devez arrêter. Mais ne vous méprenez pas: chez un enfant atteint de paralysie cérébrale, détourner la tête, plier et déplier les jambes sont des réactions fréquentes et normales.

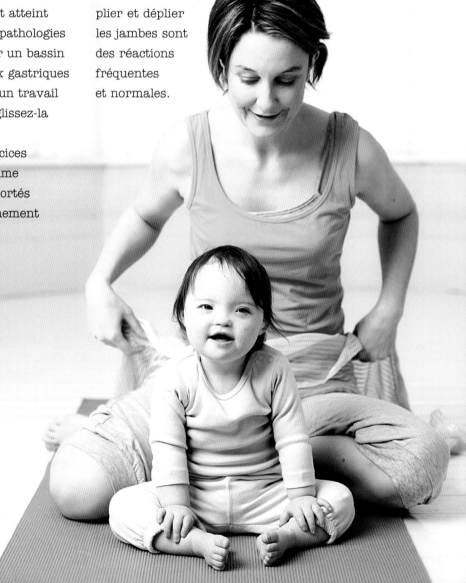

Attention !

Évitez les postures tête en bas s'il souffre:

- D'épilepsie ou de troubles non diagnostiqués, y compris d'absences mineures.
- De problèmes cardiaques graves.
- D'une malformation du squelette y compris d'une instabilité du bassin.
- D'une hydrocéphalie ayant nécessité la mise en place d'une dérivation ventriculaire pour drainer l'excès de liquide céphalorachidien.

Si son rythme cardiaque est irrégulier, soyez très vigilante lorsque vous le mettez la tête en bas et évitez les mouvements trop dynamiques pouvant provoquer une stimulation excessive.

Exercices spécifiques

Asseyez votre enfant en veillant à l'alignement de son corps pour renforcer les muscles de son bassin et de ses jambes. Un trisomique va plutôt s'asseoir les jambes repliées et ouvertes sur le côté. S'il souffre de paralysie cérébrale, il s'installera de la même manière malgré des membres souvent plus raides, ou bien avec les deux jambes du même côté.

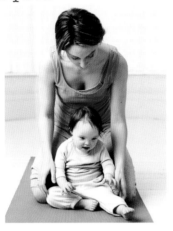

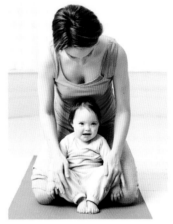

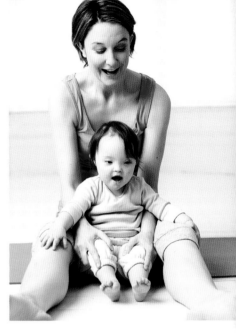

Faites-lui replier une jambe à la fois pour lui permettre d'étirer ses hanches sans étirer à l'excès ses articulations. Si ses jambes sont raides, soutenez celle qui est pliée par une serviette de bain roulée. Encouragez-le à se pencher en avant pour essayer de toucher ses orteils ou tout au moins aller le plus loin possible. Faites l'exercice de chaque côté, et pas seulement là où il manque de souplesse.

Asseyez-le entre vos genoux pour pouvoir bien soutenir ses hanches. En lui faisant plier les jambes, vous l'incitez à mettre ses pieds bien à plat sur le tapis.

Ramenez doucement ses jambes l'une après l'autre vers sa poitrine. N'hésitez pas à accompagner l'exercice d'une chanson. Votre bébé peut être allongé, mais sachez que la position assise stimule les muscles plus en profondeur et est recommandée pour ceux qui sont sujets aux reflux gastriques. C'est aussi une très bonne manière de travailler ensemble sa respiration.

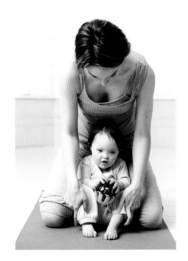

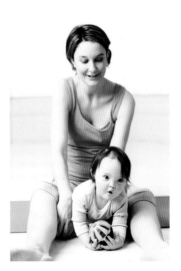

Pour améliorer ses postures et stimuler la coordination main/yeux, asseyez-le devant un miroir (ou une autre maman avec son enfant). Encouragez-le à faire rouler une balle et à se pencher pour l'attraper.

S'il ne tient pas assis tout seul, mettez-le dans la posture du papillon, les plantes des pieds l'une contre l'autre en entourant ses hanches de vos mains. Cet exercice peut être pratiqué même en cas d'instabilité des hanches à condition d'être prudente et de bien observer (comme toujours) ses réactions. Arrêtez l'exercice dès qu'il montre de l'inconfort et remettez-le calmement dans une position plus alignée, comme ci-dessus.

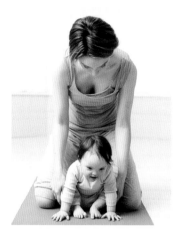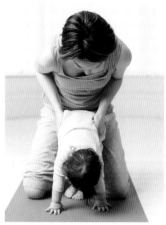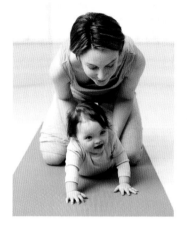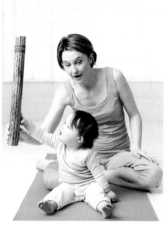

S'il est possible à votre bambin de se mettre en posture inversée (voir encadré page 102), celle du chien tête en bas peut améliorer sa souplesse tout en évitant un étirement excessif. Veillez à ce que ses pieds soient à plat sur le sol, ce qui est parfois difficile, surtout pour les petits atteints de paralysie cérébrale qui ont les tendons courts. Aidez-le à monter ses fesses en le soutenant au niveau des hanches. Si cette position est trop difficile pour lui ou déconseillée, alternez les étirements et les flexions des pieds afin d'assouplir et de renforcer les articulations des chevilles souvent fragiles ou raides, et ainsi, de favoriser la marche.

La posture du cobra va ouvrir la poitrine et étirer le dos, mais aussi améliorer le contrôle des mouvements de la tête, et solliciter les membres supérieurs. Elle est fortement conseillée dans les cas de paralysie cérébrale parce qu'elle favorise un bon alignement du corps et parce que les mains s'assouplissent en travaillant ouvertes sur le tapis. Maintenez bien ses hanches avec vos cuisses afin qu'il puisse redresser le plus possible le haut de son corps.

Les personnes atteintes de paralysie cérébrale ont, généralement, un côté plus faible que l'autre. Il est donc important de solliciter de la même manière les deux côtés. Un bâton de pluie (attention de ne pas le laisser à sa portée sans surveillance), un hochet ou simplement votre voix vous sera bien utile pour le stimuler.

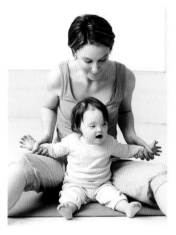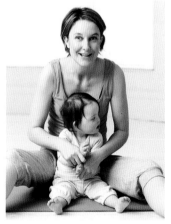

Croiser ses bras est un bon moyen d'étirer ses muscles et d'améliorer sa coordination. Si ses épaules manquent de souplesse, faites travailler un bras après l'autre. Posez une main sur son épaule pour la soutenir quand vous ouvrirez et fermerez son bras. Comme dans tous les exercices, ne forcez jamais le mouvement.

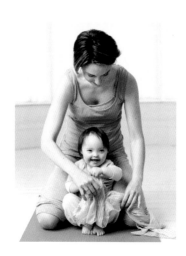

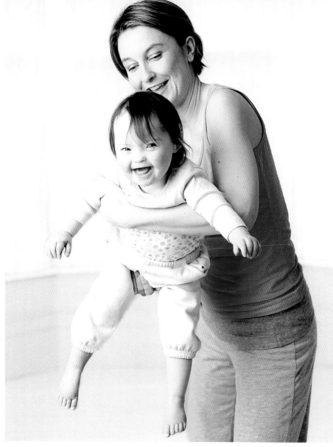

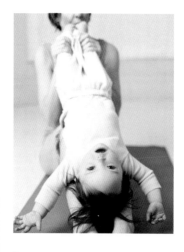

Un petit jeu de cache-cache est parfait pour développer la coordination mains/yeux. Une fois Bébé confortablement installé entre vos jambes, la colonne toujours bien alignée, mettez une écharpe opaque sur sa tête et attendez qu'il l'enlève. S'il n'y arrive pas, aidez-le en mettant vos mains sur les siennes et en l'encourageant à tirer. « Coucou! »

En le tenant sous les fesses et les bras au niveau de la poitrine, vous pourrez lui faire expérimenter le balancement sans qu'il y ait trop de pression sur ses hanches, ni sur son ventre (dans le cas de reflux importants ou de gastrostomie).

Pour les exercices tête en bas (voir encadré page 102), asseyez-vous sur un tapis. Allongez votre enfant sur vos jambes et, tout en tenant ses chevilles ou, s'il gigote, son torse ou ses hanches (sauf si elles sont instables), fléchissez les genoux jusqu'à ce qu'il ne soit plus supporté que par vos tibias. Cette position va étirer sa colonne et le détendre en laissant ses bras ballants. Elle est très bénéfique pour les enfants raides et repliés sur eux-mêmes.

Bien respirer pour bien se détendre

Installez-vous confortablement sur une chaise ou sur le sol, appuyée contre un mur. Posez votre bébé sur l'un de vos genoux, son dos contre votre ventre. Entourez-le de vos bras et concentrez-vous sur sa respiration. Inspirez, marquez une pause et expirez. Essayez de repérer si vos respirations se synchronisent. Fermez les yeux si cela vous aide, à condition de ne pas vous endormir! Cet exercice va favoriser une respiration calme et profonde et apaiser le corps et l'esprit.

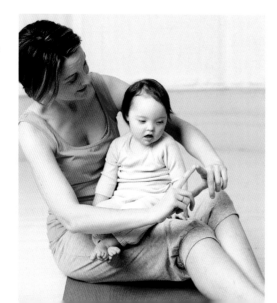

Chanter une chanson en l'accompagnant de gestes incite à la concentration et vous préparera tous deux à la relaxation.

Relaxons-nous

La relaxation doit tenir une place de choix dans le yoga que vous pratiquez avec votre enfant. Bien que très actifs, ceux-ci deviennent de plus en plus sensibles au contraste entre activité et repos, rapidité et lenteur ou saccade et douceur. Cette perception est aussi primordiale pour leur développement que l'attention de leur mère. Même ceux qui ont de l'énergie à revendre apprécient les moments calmes et paisibles. En grandissant, ils sont de plus en plus sensibles aux changements de ton dans la voix et aux différences de rythme. Créer un langage, un environnement propice à la relaxation va les aider à s'endormir dans toutes les situations, même lorsque les dents poussent ou que leurs habitudes sont bousculées.

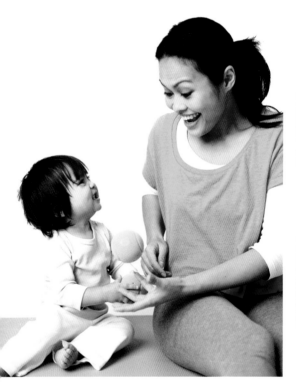 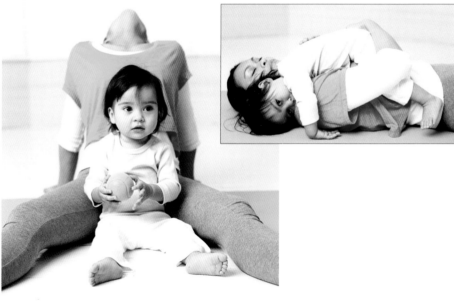

Il est impératif que votre enfant sente que vous portez toute votre attention sur lui. Ne vous laissez pas déranger par des futilités. De votre attitude va dépendre la manière dont il réagit, le jeu n'est qu'un support.

Ralentissez votre respiration et concentrez-vous sur l'instant présent. Si votre bambin ne reste pas en place, prend ce qui lui tombe sous la main ou essaie de grimper sur vous, laissez-le faire. Vous avez commencé à vous détendre et il va bientôt percevoir ce changement. Son attention peut alors se porter sur un objet déterminé, car il a la certitude que vous n'allez pas le laisser. Quant à vous, vous pouvez approfondir la relaxation en éliminant les tensions accumulées. Expirez profondément. Penchez-vous légèrement en arrière et laissez aller votre tête si vous êtes à l'aise ainsi. Si votre bébé vous laisse tranquille, allongez-vous pour vous détendre complètement.

Les bienfaits des mudrâs

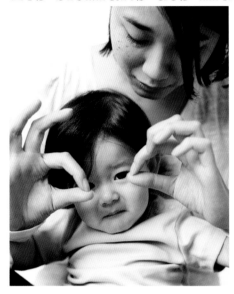

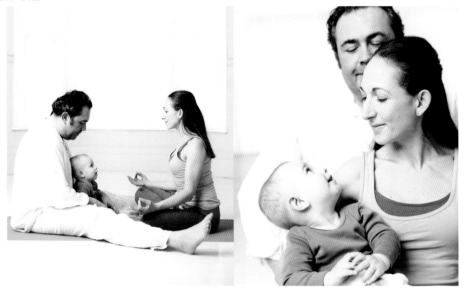

Le yoga repose sur des postures mais aussi sur une gestuelle des mains très codifiée, les mudrâs, transmise de génération en génération dans la tradition indienne. Les mudrâs favorisent la concentration : ne soyez pas surprise si de petites mains reproduisent vos gestes à quelques semaines d'intervalle.

Déjà dans l'utérus de sa mère, l'enfant aimait entendre la voix de celle-ci autant que celle de son père. Vous pourriez essayer les mélopées yoga en famille : répétez en chœur une phrase (padmi) que les yogis prononcent en hommage à la fleur de lotus : *« O-O-Om Om Padmi Om. »*
Chantez plusieurs fois cette phrase en modulant les notes et le ton pour trouver votre propre harmonie. Si cela vous plaît, n'hésitez pas à acheter un CD de mélodies propices à la détente et utilisez-le comme un signal de relaxation pour petits et grands.

Laisser parler ses sens

L'exercice de yoga classique suivant est là pour vous détendre totalement tout en restant attentive à ce que fait votre enfant. Tout d'abord, signalez-lui que l'heure de la relaxation a sonné. Donnez-lui, par exemple, des jouets que vous réservez à ce moment, prenez votre tapis et éloignez-vous un peu de lui. Il va sûrement vous regarder faire puis décider d'aller ou non vers vous. S'il a encore du mal à tenir assis tout seul, calez son dos avec des coussins et restez prête à intervenir à tout moment.

1 Commencez par fermer les yeux quelques secondes tout en restant à son écoute. Ouvrez-les pour voir ce qu'il fait puis refermez-les. Continuez les coups d'œil quelques instants en les gardant fermés de plus en plus longtemps. Bébé devrait se rendre compte que vous avez l'air de dormir.

2 L'étape suivante va vous amener à intérioriser les sons. Gardez les yeux fermés et écoutez tous les bruits autour de vous,

notamment ceux produits par votre enfant. Concentrez-vous sur un bruit de fond régulier comme le tic-tac d'une horloge, le chant des oiseaux ou le bruit des voitures, afin de prendre pleinement conscience de votre environnement.

3 Décontractez vos mains pour percevoir pleinement ce que vous touchez. Si votre bambin s'approche de vous, essayez de définir ce qu'il fait. Prenez-le contre vous, mais ne le serrez pas et ne lui parlez pas.

4 Pour finir, chassez les tensions de votre mâchoire inférieure. Expirez profondément. Relâchez les muscles de votre visage par un sourire. Essayez de prendre conscience de vos sens du goût et de l'odorat. À moins que votre enfant ne s'agite, essayez de vous détendre encore un peu plus. L'astuce de cette séance est qu'il ne faut pas vous inquiéter d'avoir à passer de l'état « maman relaxée » à celui de « maman vigilante » : vous êtes déjà les deux !

6. Quand Bébé apprend à marcher

La motricité va offrir de nouvelles perspectives à votre enfant, mais, pour explorer, il aura besoin d'être encouragé et rassuré. Voici donc venu le temps de la consolidation des techniques abordées depuis sa naissance, auxquelles viendront s'ajouter d'autres, toujours ludiques et basées sur le toucher. De votre côté, mettez-les en application tout au long de la journée, notamment à chaque fois que vous prenez votre enfant dans vos bras ; profitez-en pour tonifier votre périnée, renforcer vos dorsaux et vous concentrer sur votre respiration. Aidez votre enfant à faire tranquillement ses premiers pas et regardez-le imiter chacun de vos gestes. Votre attention et votre disponibilité sont des éléments essentiels dans la relation qui se tisse entre vous jour après jour. Plein de vivacité, il s'implique de plus en plus et vous surprend. Quelles limites vous fixer ? Dans quelle mesure êtes-vous prête à apprendre ?

Le fait que vous le guidiez dans cette découverte de lui-même, alors qu'il ne verbalise pas encore, est primordial, car vous allez ainsi permettre de construire un socle d'une valeur inestimable pour son développement physique et psychique. De cette connexion entre vous dépendra le bien-être de votre enfant, ainsi que l'image qu'il aura de lui-même.

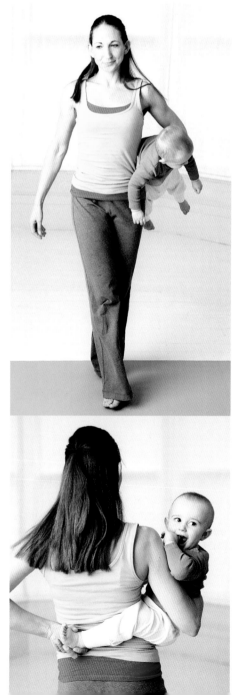

Soulever et porter son tout-petit

Marcher en tenant son petit contre sa hanche (voir ci-contre) peut sembler quelque peu indélicat quand celui-ci grandit. Or, cette position est très confortable aussi bien pour vous que pour lui. S'il préfère être assis, passez ses jambes de chaque côté de votre corps en veillant à ce qu'il soit en appui, non pas dans le creux de votre taille mais sur votre hanche. Votre colonne vertébrale doit rester parfaitement alignée. De temps à autre, passez votre main libre dans votre dos, attrapez son pied et redressez-vous.

Soulever son enfant

Votre enfant devenant plus lourd, vous devez absolument protéger votre dos lorsque vous le soulevez. Dans un premier temps, entraînez-vous seule pour bien vous approprier le mouvement, en toute sécurité.

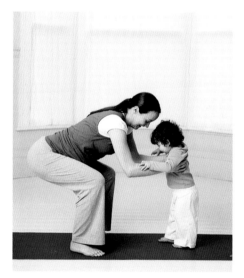 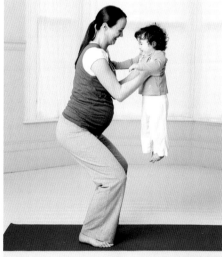 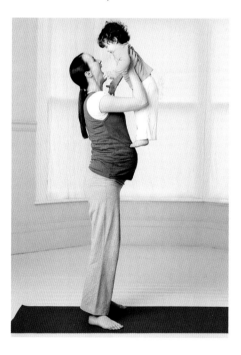

1 Plus vos pieds seront ancrés au sol, moins votre bambin vous semblera lourd. Fléchissez les genoux et étirez votre dos pour être à demi accroupie, les pieds parallèles, alignés sur les hanches, voire un tout petit peu à l'extérieur. Tendez les bras. Votre tête doit être dans le prolongement de la colonne vertébrale. Inspirez, expirez et ramenez vos bras vers vous. Inspirez et redressez-vous.

2 Plus le mouvement est rapide et énergique, plus il est fluide ; c'est là que votre respiration va jouer un rôle important. Essayez de visualiser un mouvement ininterrompu comme si vous cueilliez votre enfant au sol avant de vous relever. Fléchissez vos bras et prenez-le sous les aisselles. Inspirez et redressez-vous en gardant les genoux fléchis et le dos droit.

3 Amenez-le au-dessus de votre visage, pour étirer vos muscles abdominaux et dorsaux. C'est particulièrement bénéfique si vous souffrez d'une distension abdominale due à la grossesse ou si vous êtes à nouveau enceinte.

Retour aux massages

Alors que votre enfant découvre le monde qui l'entoure, il a de plus en plus de mal à rester tranquillement allongé pour un massage. Or, si vous insistez pour que perdure la routine mise en place il y a des semaines, vous risquez de tomber dans l'affrontement. Il sera plus positif de profiter d'un câlin pour masser seulement ses pieds, ses mains ou sa tête ; quand il sera prêt, vous reprendrez les massages du corps. N'oubliez pas que ses besoins vont changer en grandissant. Adaptez-vous, même si certains rites, comme les comptines qu'il entend depuis sa naissance, restent très efficaces pour l'apaiser.

Massage-caresse assis

Pour marquer le changement, asseyez votre enfant dos à vous. Observez ses réactions vis-à-vis de son corps et du massage. En grandissant, il se peut qu'il craigne les chatouilles sur le ventre et sous les pieds, et son nombril va peut-être le fasciner. Redécouvrez-le avec lui au fur et à mesure que vous recommencez les massages.

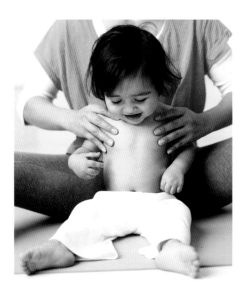 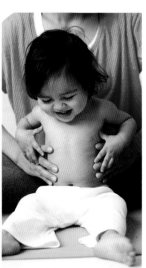 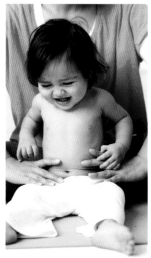 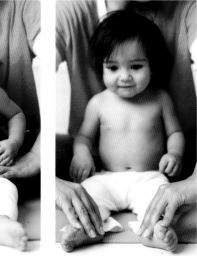

1 Posez vos mains sur ses épaules et massez la base de sa nuque avec les pouces. S'il est réceptif, il se détendra peu à peu. S'il ne l'est pas, arrêtez. Il est possible qu'il s'éloigne, avant de venir se rasseoir devant vous, juste pour vous signifier : « C'est moi qui décide si je veux être massé ».

2 Avec la paume de vos mains et vos doigts, massez la face antérieure de son corps, des épaules jusqu'aux pieds, par une longue caresse. La pression de vos doigts doit être ferme. Expirez profondément pendant le massage. Répétez-le trois fois.

Massage du dos debout

Lors de cette séance, vous allez associer des frictions aux pressions. Ces massages sont très bénéfiques s'il tousse ou a la poitrine congestionnée. Dans un premier temps, massez-le les mains sèches. S'il est réceptif, mettez de l'huile sur vos mains pour lui faire comprendre que c'est encore un massage, mais sous une autre forme.

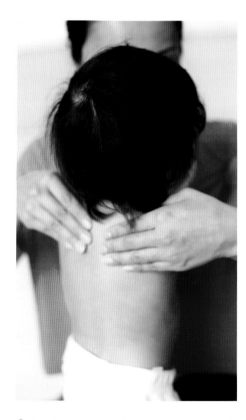 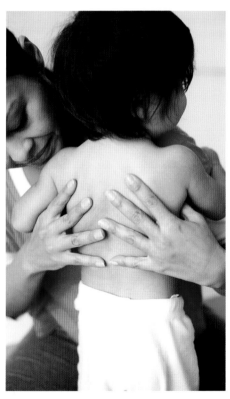 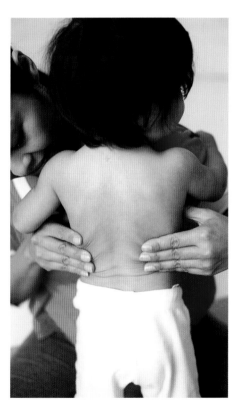

1 La plupart des enfants qui commencent à marcher aiment qu'on « malaxe » les muscles de leur dos. Posez vos mains sur ses épaules et massez gentiment la base de sa nuque.

2 S'il accepte que vous continuiez, écartez vos doigts et exercez de légères pressions sur toute la surface de son dos. Gardez vos pouces immobiles sur sa poitrine.

3 Resserrez les doigts et frictionnez son dos avec des caresses un peu appuyées. Commencez de haut en bas puis allez de la colonne vertébrale vers les côtés et enfin des lombaires vers les omoplates.

Massage du dos

Si votre enfant apprécie les caresses et les massages du dos, vous pouvez penser à mettre en place de nouvelles habitudes. Profitez de ce qu'il est détendu et tranquille pour le laisser s'exprimer avec son corps et essayer de communiquer avec vous. Attention à ne pas brûler les étapes sous peine de vous heurter à un refus. Il est plus facile de commencer avec votre enfant sur le ventre en travers de vos jambes comme nombre de femmes le font aux quatre coins du monde. Mettez-le sur une serviette de toilette pour ne pas tacher vos vêtements avec l'huile de massage.

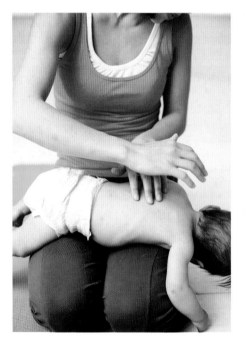 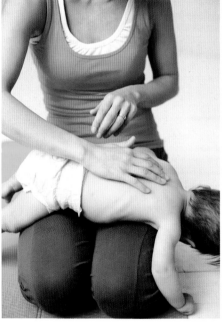 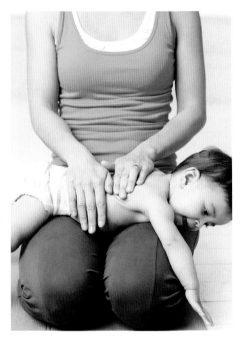

1 Du bout des doigts d'une main, tapotez en toute légèreté le dos de votre enfant de la base de la nuque jusqu'aux lombaires. Changez de main en veillant à ne pas rompre le contact avec son dos. N'exercez pas de pression au niveau de la colonne vertébrale, seulement de part et d'autre. Recommencez trois fois pour chaque main.

2 Posez les paumes en travers du haut de son dos et, pour le frictionner, avancez une main pendant que vous reculez l'autre, en partant des épaules jusqu'aux fesses et vice-versa. Recommencez trois fois en appuyant plus ou moins selon ses désirs. Nombreux sont les petits qui aiment les massages plus énergiques que ce que vous auriez osé faire.

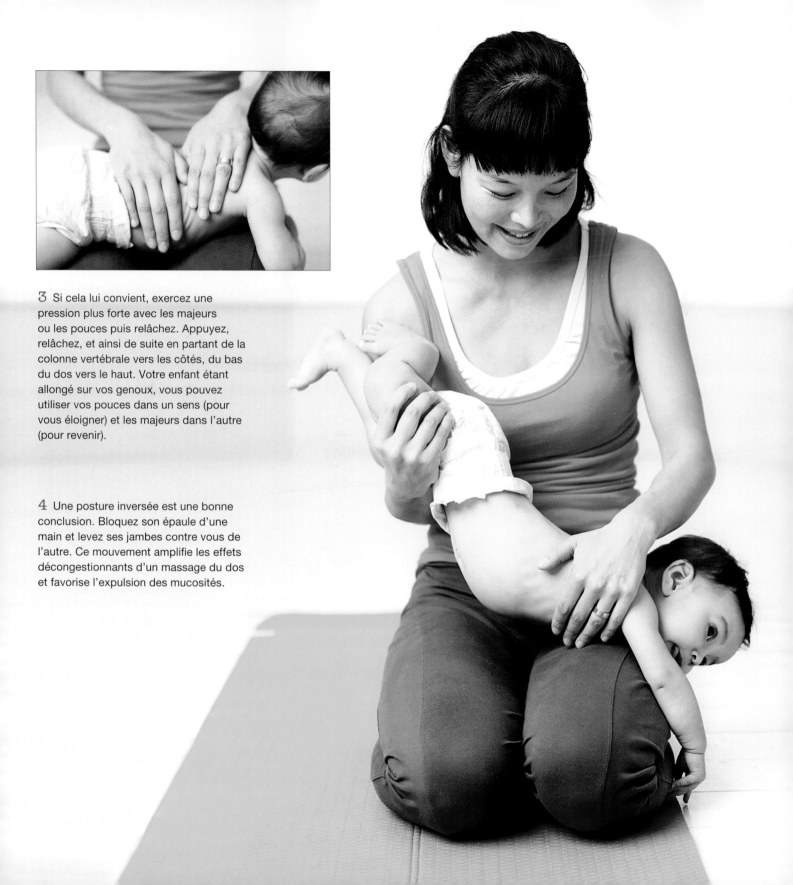

3 Si cela lui convient, exercez une pression plus forte avec les majeurs ou les pouces puis relâchez. Appuyez, relâchez, et ainsi de suite en partant de la colonne vertébrale vers les côtés, du bas du dos vers le haut. Votre enfant étant allongé sur vos genoux, vous pouvez utiliser vos pouces dans un sens (pour vous éloigner) et les majeurs dans l'autre (pour revenir).

4 Une posture inversée est une bonne conclusion. Bloquez son épaule d'une main et levez ses jambes contre vous de l'autre. Ce mouvement amplifie les effets décongestionnants d'un massage du dos et favorise l'expulsion des mucosités.

Masser la face antérieure de son corps

Si votre enfant déteste rester sur le dos, caressez son corps dès qu'une occasion s'offre à vous : quand vous l'habillez ou le déshabillez, avant ou après son bain ou lorsque vous changez sa couche. Attendez qu'il se décontracte dans ces occasions-là pour tenter de l'allonger sur le dos et lui faire un massage complet.

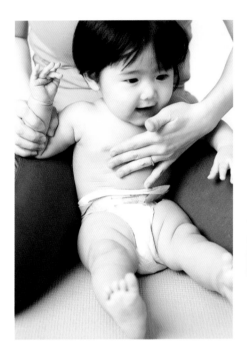

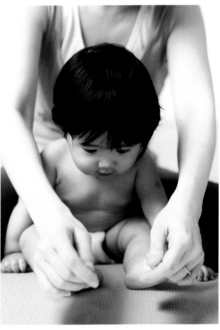

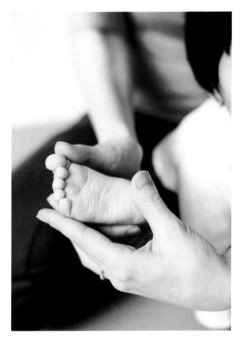

1 Installez votre enfant au sol, entre vos jambes, dos à vous, et essayez des petites frictions sur la poitrine. Posez l'index, le majeur et l'annulaire à plat au milieu de celle-ci et massez vers le côté puis autour du mamelon avant de revenir au centre du torse. Recommencez trois fois en adaptant la pression de vos doigts à sa réaction. Changez de main et procédez de même sur l'autre moitié du buste. Accompagnez le massage d'une chanson :
« Laissez tourner les manèges,
Laissez rêver les enfants sur les avions
Rouges et blancs. »

2 Plutôt que d'attraper ses pieds par surprise, glissez les mains le long de ses jambes jusqu'au bout de ses orteils. Massez ses pieds en exerçant une légère pression des pouces puis en relâchant.

S'il apprécie, prenez une de ses chevilles dans votre main et massez la plante de ses pieds avec le pouce, en suivant les indications pages 24 et 25. Vous pouvez bien sûr vous accompagner d'une comptine :
« Cinq petits doigts qui s'ennuient
S'en vont en voyage.
Le plus gros part en camion,
Le deuxième part en avion,
Le troisième part en auto,
Le quatrième à vélo,
Le petit dernier est parti à pied. »

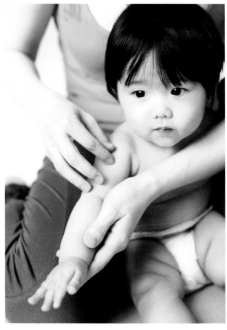 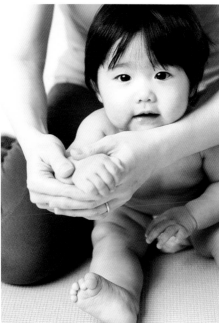 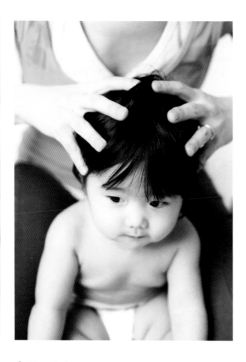

3 Posez le bout de vos doigts sur son épaule et descendez jusqu'à son poignet en tapotant toute la zone. Soutenez son poignet avec votre autre main et remontez jusqu'à l'épaule.

Si ces drôles de caresses lui plaisent, massez la paume et le dessus de sa main avec le pouce puis roulez délicatement chaque doigt par-dessus ou dessous en commençant par le pouce. Accompagnez la manipulation d'une chanson :

« Les doigts de ma main sont cinq,
C'est le pouce le plus malin,
C'est l'index le plus coquin.
Le majeur est le plus heureux
Car il est au milieu.
L'annulaire est le plus fier
Car il sait à quoi il sert.
C'est le plus petit, le plus joli,
On l'appelle l'auriculaire
Mais on dit aussi le petit riquiqui. »

4 En général, les petits aiment qu'on masse leur tête surtout s'ils sont sur le point de s'endormir. Posez les doigts écartés de chaque côté de sa tête et massez son cuir chevelu en dessinant de petits cercles du bout des doigts du front vers la nuque. Appuyez en fonction de la manière dont il réagit. Allez bien derrière les oreilles. Faites attention aux fontanelles si elles ne sont pas encore fermées.

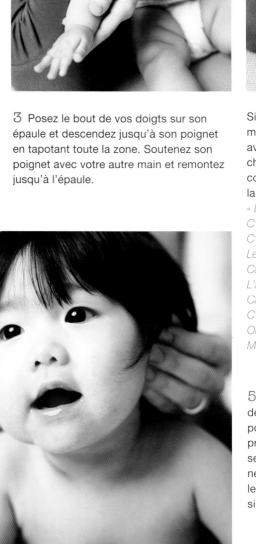

5 Massez doucement tout le pourtour de ses oreilles de haut en bas avec les pouces et les majeurs en exerçant des pressions plus ou moins légères. Roulez ses lobes. Nombre de terminaisons nerveuses se trouvant dans les lobes, le massage doit être très doux, notamment si les molaires sont en train de percer.

Levers et balancements

Lorsque vous maîtriserez l'exercice présenté page 109, vous pourrez le rendre plus dynamique. En général, les enfants aiment être portés à bout de bras. Toutefois, évitez de le faire quand l'heure du coucher approche ou quand votre enfant est calme, car, vous vous en doutez, c'est très excitant. Comme toujours, attendez qu'il soit disposé. Et ne le forcez pas s'il n'est pas un acrobate.

L'ascenseur

Vous êtes à demi accroupie, votre enfant face à vous. Inspirez profondément et soulevez-le en tendant les jambes et les bras. Le mouvement doit rester fluide et il ne faut pas vous pencher en arrière. Expirez et reposez-le sur le sol. Lorsque vous aurez tous deux assez confiance en vous, tournez votre bambin vers l'extérieur.

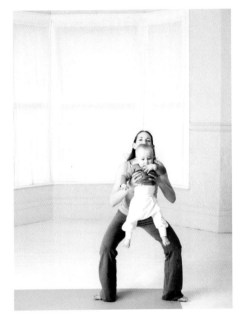 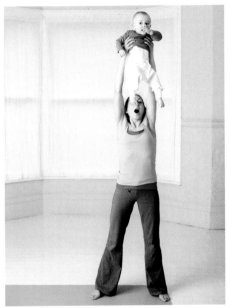

La balançoire

Croisez vos mains sur la poitrine de votre enfant et soulevez-le. Balancez-le d'un côté à l'autre de plus en plus haut. Plus ce sera régulier, moins ce sera fatiguant ; aussi, pensez à synchroniser le rythme et votre respiration. Pour arrêter le balancement, faites des mouvements de moins en moins amples. N'arrêtez jamais d'un seul coup, vous vous feriez mal au dos.

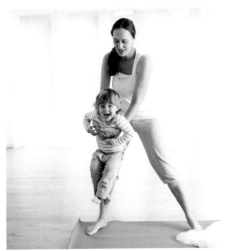 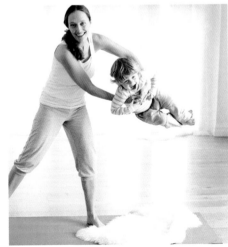

Apprendre en imitant Maman

Votre enfant vous observe depuis le jour de sa naissance. Au début, toute son attention se portait sur votre visage. Vers six mois, il a commencé à enregistrer tous vos mouvements et, depuis qu'il commence à marcher, il essaie de les reproduire. Plus vous pratiquerez le yoga avec lui, plus il sera attentif et capable d'anticiper le déroulement d'une séance. Il se réjouira dès que vous comprendrez ce qu'il essaie de faire et chaque exercice deviendra un jeu d'imitation. Même s'il ne reproduit pas

instantanément ce que vous faites, attendez-vous à être surprise quelques heures, voire plusieurs jours plus tard. Plutôt que de vous extasier, montrez-lui la posture complète. À son âge, il n'est pas souhaitable de l'encourager à mettre en scène ce dont il est capable, car cela risque de freiner sa curiosité quant à la découverte de son corps et des différents mouvements. En revanche, vous regarder lui sera très profitable.

Lever ses bras à la verticale n'est pas le plus facile pour un petit. Montrez-lui et regardez-le tenter de reproduire vos étirements.

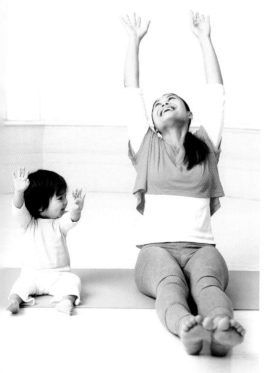

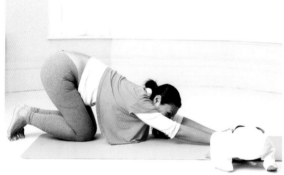

Faites régulièrement une pause et observez votre enfant qui essaie tant bien que mal d'exécuter les étirements recommandés aux femmes qui viennent d'accoucher.

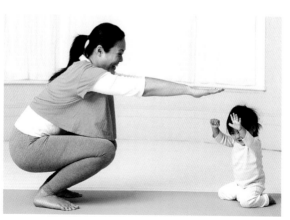

Certains mouvements sont plus faciles à imiter que d'autres. Être accroupi et tendre ses bras à l'horizontale viendra plus tard.

En route vers les premiers pas !

Le premier pas d'un enfant est un moment magique. La marche repose sur un échafaudage invisible constitué de tous les exercices qui l'ont aidé à tenir debout tout seul et à acquérir l'équilibre lui permettant de transférer son poids d'une jambe sur l'autre tout en avançant. Entre le moment où il a su se tenir debout et celui où il a fait ce fameux premier pas, le yoga peut lui permettre d'améliorer sa posture et de diminuer le nombre de ces chutes qui le frustrent et le mettent en colère. Mieux que n'importe quel trotteur, votre corps est un support vivant sur lequel votre enfant peut tester son équilibre et grâce auquel il peut gagner en mobilité. Ne faites pas une fixation sur la marche mais proposez des jeux qui l'aideront à se construire.

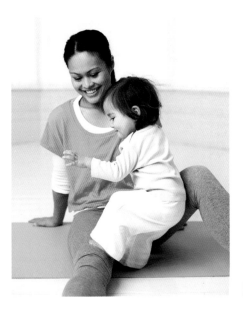

Enjamber un obstacle

Asseyez-vous avec votre enfant debout, de côté, entre vos jambes. Fléchissez-en une, afin de soutenir son dos avec votre genou et tendez l'autre. Sans qu'il y ait forcément un jouet qui l'intéresse de l'autre côté, il cherchera à enjamber votre jambe. Tenez-vous prête à lui tenir la main si nécessaire mais, dans la mesure du possible, laissez-le faire tout seul.

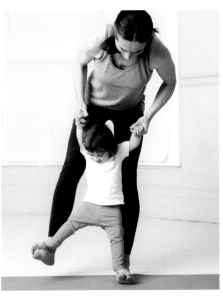

Des pas de géant

Placez les pieds de votre petit sur les vôtres. Marchez en tenant ses poignets sans les serrer afin qu'il trouve tout seul son équilibre. Plus vous lèverez les jambes, plus le défi sera intéressant.

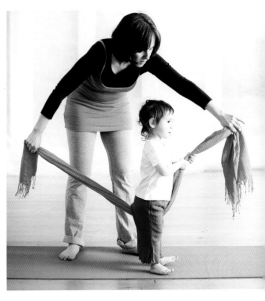

À cheval

Glissez une longue écharpe entre les jambes de votre bambin et tenez-la à chaque extrémité comme s'il était à cheval. Il suffit souvent que ses fesses soient soutenues pour qu'il acquière de la stabilité lorsqu'il fait un pas en avant ou sur le côté. Le poids du corps étant transféré d'une jambe sur l'autre, les muscles seront plus fortement sollicités, donc renforcés.

118

Levers de jambes en duo

Pour les exercices en appui sur une jambe qui développent l'équilibre et favorisent l'alignement du corps, il est probable que votre enfant aura besoin d'être tenu par les mains.

Aidez-le à se pencher en avant et à lever ses bras sur les côtés afin qu'il puisse lever sa jambe arrière le plus haut possible.

Lever simultanément son bras et sa jambe du même côté est une bonne approche de l'équilibre sur un pied. Assurez-vous de l'effectuer des deux côtés.

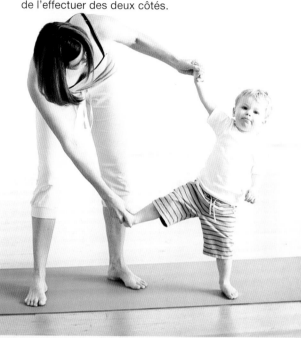

Marcher jambes tendues est un exercice qui l'amusera et le stimulera. Au fil du temps, il arrivera à garder sa jambe en l'air quelques secondes pendant que vous respirez profondément et tonifiez vos abdominaux.

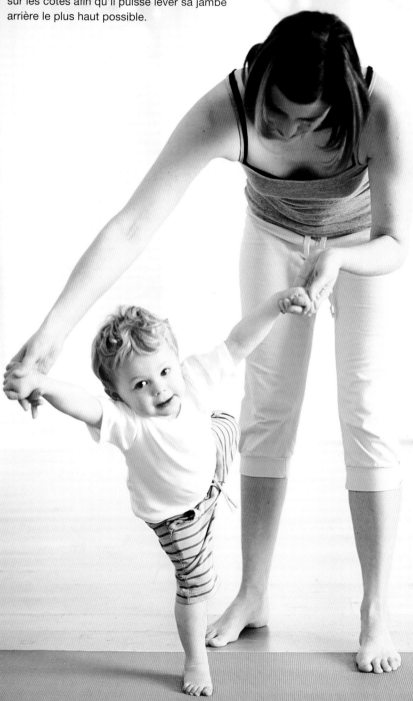

Roulade sur les genoux de Maman

Votre enfant est peut-être désormais trop grand et trop lourd pour que vous pratiquiez des postures inversées en position assise. Être à genoux sur le sol va vous permettre d'introduire de nouveaux exercices. Ne le tenez pas par les pieds mais au niveau des hanches, et faites très attention à sa tête et sa nuque lors du retour à la position de départ. L'enchaînement suivant est la continuité des mouvements présentés au chapitre 3. Ne vous inquiétez pas : au fil des répétitions, vous gagnerez en fluidité dans vos gestes.

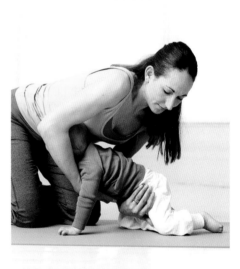

1 Votre enfant étant à quatre pattes ou debout, soutenez-le au niveau du bassin et sur le haut de la poitrine pour le soulever.

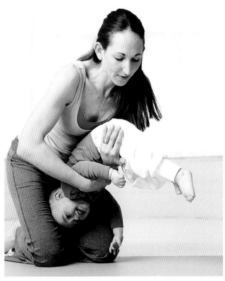

2 Inspirez et faites-le pivoter de manière à ce que son dos soit en appui contre votre ventre et sa tête entre vos cuisses. Dans le même temps, redressez-vous.

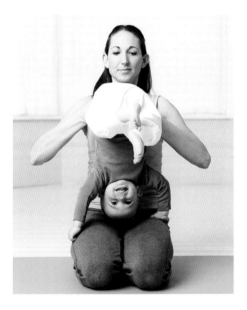

3 Expirez en amenant son dos contre votre torse alors que vous finissez de vous asseoir, bien droite, sur vos talons. Si votre enfant est très grand ou si vous avez besoin de baisser un peu les bras, redressez-vous sur vos genoux et étirez au maximum votre dos. Quelle que soit la position choisie, assurez bien votre prise au niveau de ses hanches pendant que son dos s'étire contre votre buste.

4 Inspirez et, toujours en le tenant fermement, montez-le un peu plus haut en levant soit les bras soit les fesses soit les deux en même temps. Vous pouvez faire face à un miroir si vous voulez voir ses réactions. Ne le laissez pas plus de quatre secondes la tête en bas. Baissez-le alors de manière à ce que ses genoux ou ses mollets soient de chaque côté de votre tête et ses épaules sur le bas de votre cage thoracique. Inclinez-vous légèrement en arrière pour que ses jambes puissent basculer vers l'avant et qu'il se redresse en même temps que vous le ramenez vers vos cuisses.

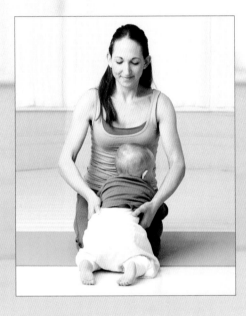

5 Et voilà! Il se retrouve à quatre pattes ou debout. Accordez-lui une petite pause avant de recommencer l'exercice, mais ne faites pas plus de deux séries, même s'il en redemande.

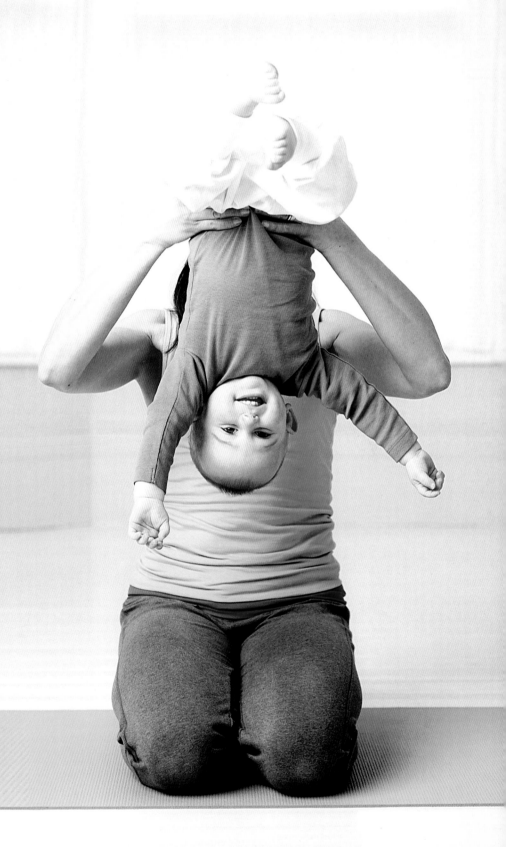

En équilibre sur les mains

Cet exercice inspiré d'une posture de yoga classique tonifie les muscles des bras et du dos. Dès lors que votre enfant peut rester une minute les mains en appui sur le sol, la tête en bas, proposez-lui d'expérimenter petit à petit les mouvements suivants.

Pour qu'il en tire le maximum de bienfaits, suivez scrupuleusement nos conseils. Le plus important est de bien soutenir ses hanches et le bas de son dos en gardant son corps aligné lorsque vous le soulevez.

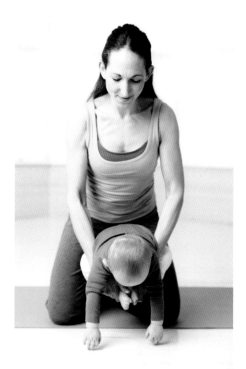 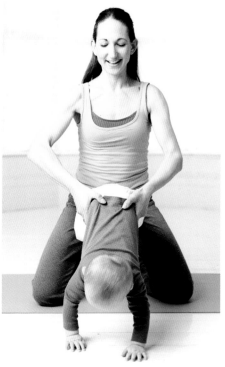 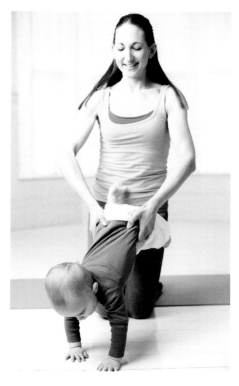

1 Vérifiez d'abord qu'il soit prêt en le laissant se pencher vers l'avant quand vous le soulevez en position du papillon (voir page 39).

2 Si tout va bien, il est probable qu'il se mettra à avancer sur les mains. Levez son bassin puis baissez ses jambes fléchies afin de renforcer un peu plus le bas de son dos.

3 Plus il aura de force dans les bras, plus il se mettra à la verticale, vous devrez suivre le mouvement : redressez-vous sur vos genoux. Faites pivoter ses hanches et ramenez ses jambes sous son bassin afin qu'il ne tombe pas sur le haut du buste mais à genoux ou accroupi si ses bras fatiguent et lâchent prise.

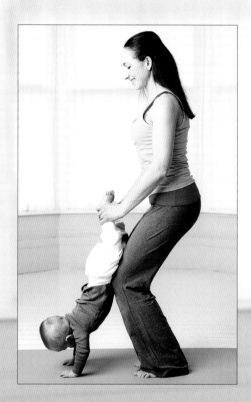

4 Quand il arrivera à pousser fort sur ses mains, glissez les vôtres le long de ses jambes pour prendre ses chevilles. Mettez-vous debout, jambes fléchies afin que ses hanches reposent sur vos genoux. Faites un pas en arrière et ramenez ses jambes sous son corps pour qu'il ne chute pas sur le ventre.

5 Si vous vous en sentez capable, tirez-le vers le haut. Pour un étirement maximal de son dos, sa poitrine et ses hanches doivent être en appui sur vos jambes fléchies. Ensuite, rapprochez-le lentement du sol afin qu'il y pose ses mains. Faites un pas en arrière et ramenez ses jambes sous son corps à la fin de l'exercice.

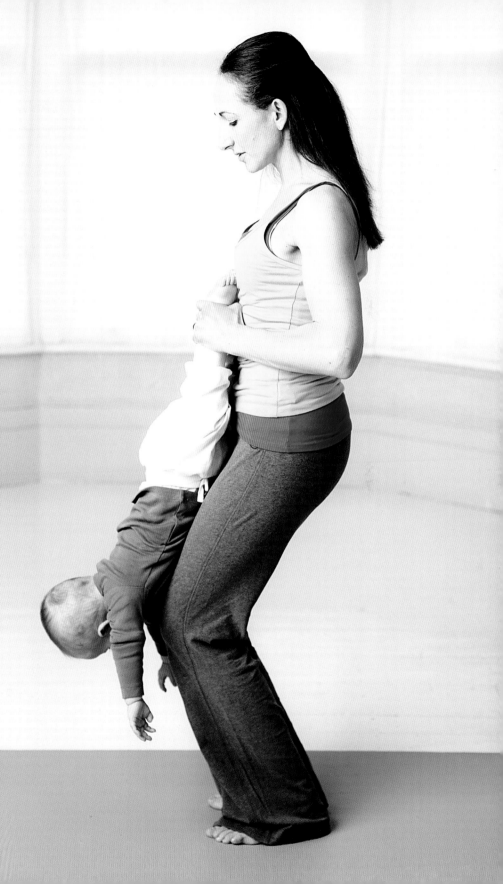

Galipettes en avant

Si votre enfant aime avoir la tête en bas en appui sur le sol, pourquoi ne pas lui proposer de faire des galipettes ? Alors qu'il essaie de lever ses fesses, soutenez ses hanches et veillez à ce que son corps reste aligné pour qu'il ne roule pas sur le côté. Cet exercice lui fera prendre pleinement conscience de ce dernier et le poussera à utiliser efficacement ses muscles ce qui, inévitablement, se traduira par un meilleur contrôle de ses mouvements, plus de souplesse et une plus grande confiance en soi. Il aimera aussi sans doute les roulades sur le côté. Montrez-lui comment procéder ; et il trouvera tout seul les mouvements que doit faire sa colonne vertébrale.

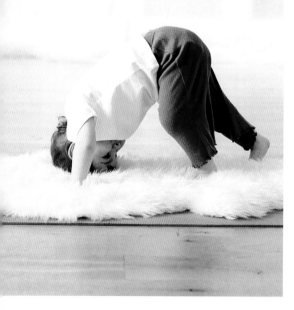

Votre enfant prend la posture du chien tête en bas ? Il est peut-être temps pour lui de passer aux galipettes.

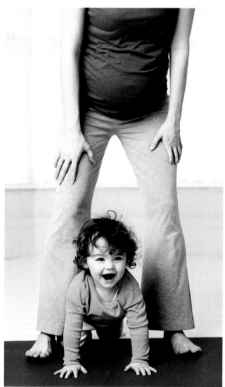

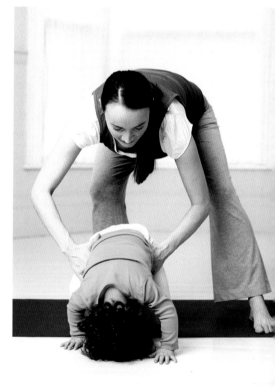

Pour vérifier qu'il est bien prêt pour ce type d'exercice, faites-le mettre à quatre pattes et tenez-le fermement au niveau des hanches. Ses jambes doivent être fléchies. Levez-les légèrement. Il devrait essayer de tenir en équilibre sur les mains, la tête levée ou tenter de garder les mains et la tête au sol et lever ses fesses en l'air. Laissez-le faire comme bon lui semble.

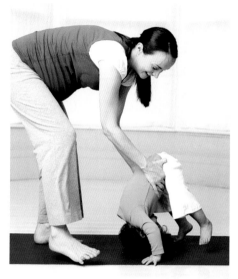
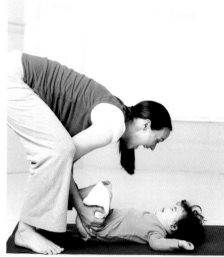
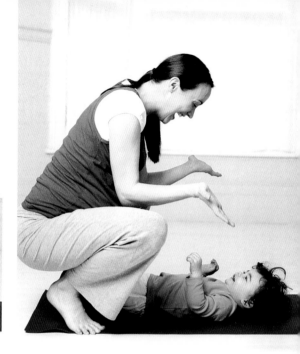

1 Placez-vous debout face à votre enfant. Attendez qu'il pose ses mains et sa tête sur le sol. Prévenez-le que vous allez intervenir en lui disant « Prêt ? Partez ! » Posez doucement mais fermement vos mains sur ses hanches, soulevez-les et approchez-les de vous. Votre enfant va pouvoir rouler en avant sans se faire mal à la nuque.

2 Attendez-vous à ce qu'il soit surpris de se retrouver allongé sur le dos, face à vous.

3 Ce n'est pas la dernière fois qu'il prend des risques sans s'en rendre compte. Le yoga destiné aux bébés vous aidera à trouver un équilibre entre l'aider à exécuter un mouvement pour lequel vous savez qu'il est prêt et le rassurer devant cette déstabilisante nouveauté, car finalement… la vie est pleine de surprises !

Roulade sur le côté

Il y a bien longtemps déjà que votre enfant a réussi pour la première fois à se tourner sur le ventre ou le dos. Gagnant en force et en souplesse, il contrôle mieux ses gestes et peut changer de position sans rouler. Pourquoi ne pas faire marche arrière et explorer avec lui ce mouvement ? Allongez-vous sur le côté et laissez-le vous imiter.

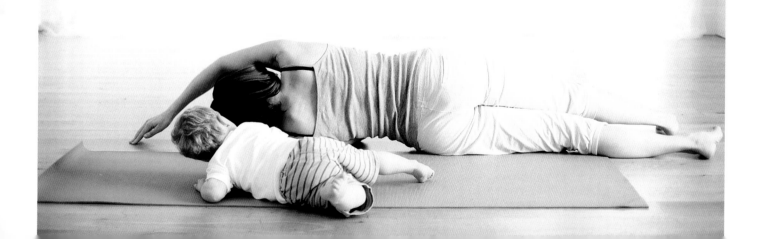

Améliorer son équilibre

Montrez à votre enfant comment marcher sur une écharpe ou une ceinture en posant un pied devant l'autre puis regardez-le faire. Cet exercice va améliorer son équilibre et sa confiance en lui. Ceux qui aiment relever les défis apprécieront les circuits parsemés d'obstacles.

Posez une longue écharpe sur un tapis de gymnastique et marchez dessus. Laissez votre bambin vous suivre. Il est possible que, dans un premier temps, il marche non pas dans le sens de la longueur mais de la largeur, ce qui est plus facile pour lui. Ne soyez pas étonnée s'il la piétine lorsqu'il n'arrive pas à ses fins. Peu à peu, il apprendra à se servir de ses bras pour se maintenir en équilibre, et marcher sur une écharpe plus fine ou une ceinture ne sera plus un problème.

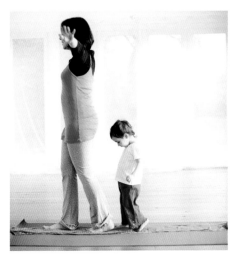 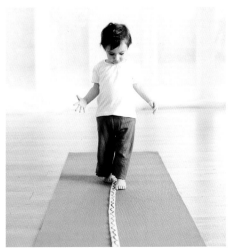

Il se peut que monter ou descendre une marche soit une difficulté lors des premiers essais. Pour l'y aider, posez un bloc en mousse sur le sol. Au début, la montée sera plus facile que la descente, et l'enfant posera ses deux pieds sur le bloc avant d'aller plus loin. Au fil du temps, il n'aura sûrement plus besoin de ce temps de pause, et il enchaînera les mouvements. Il aura alors acquis les bases pour monter des escaliers en toute sécurité.

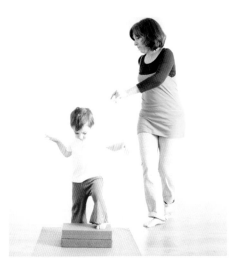 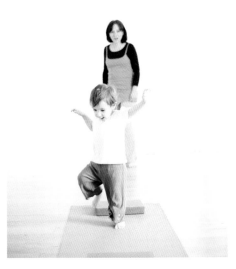

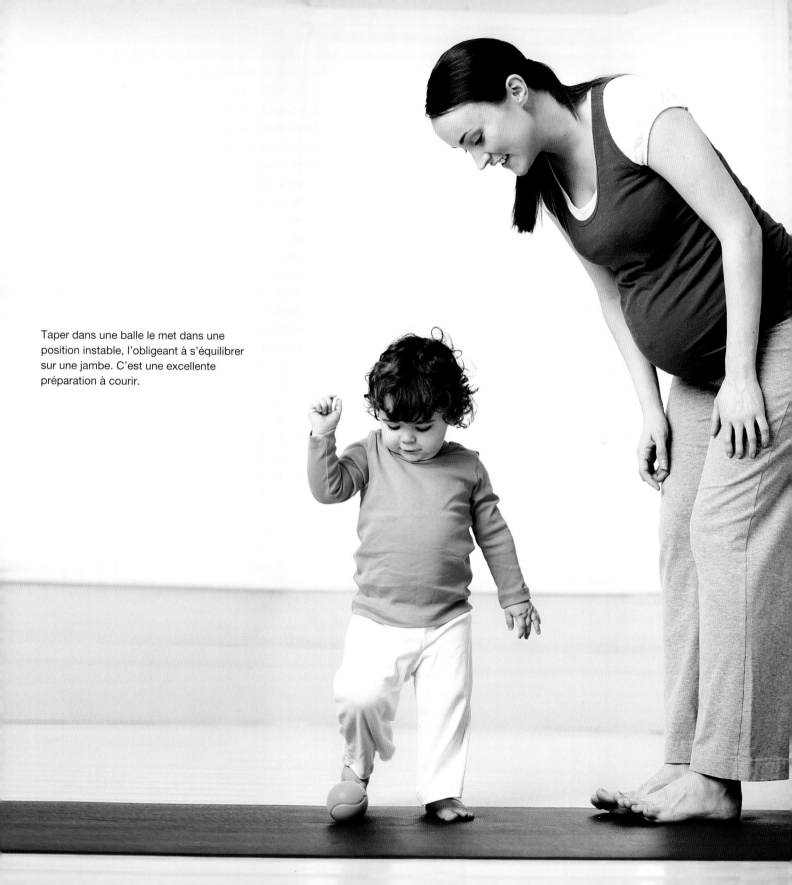

Taper dans une balle le met dans une
position instable, l'obligeant à s'équilibrer
sur une jambe. C'est une excellente
préparation à courir.

Sauter en s'amusant

Sauter est une performance dont l'enfant est rarement capable avant l'âge de trois ans. Mais vers deux ans, il commence à se préparer pour décoller du sol, sans que cela soit toujours très visible. Soyez attentive et encouragez-le à sautiller d'une jambe sur l'autre jusqu'à ce qu'il soit prêt à sauter à pieds joints. Profitez de toutes les occasions pour le pousser à faire cet exercice bref, mais très dynamique.

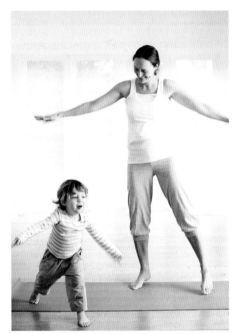

Debout, les bras tendus sur le côté comme des ailes, faites travailler son imagination (et la vôtre !) pour le pousser à passer d'un pied sur l'autre.

En transférant le poids de son corps d'une jambe sur l'autre, il découvre instinctivement les mouvements de bras alternés qui accompagnent les sauts. Ce faisant, il franchit une étape capitale dans son développement.

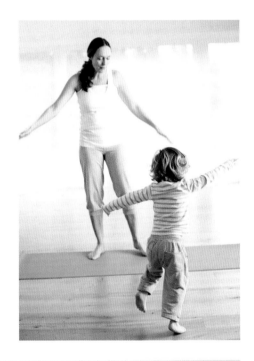

Debout sur un bloc de mousse, il préfère encore poser un pied sur le sol puis l'autre plutôt que de sauter. Quelques encouragements accompagnés d'un jeu rythmique l'aideront à sauter le pas agréablement.

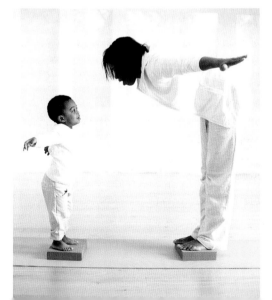

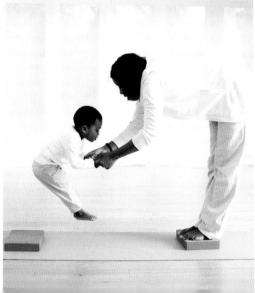

Marcher pour se détendre

Souvent, pour se calmer, les enfants tournent en rond, mais ils le font généralement dans le sens contraire des aiguilles d'une montre, et de plus en plus vite ce qui, en fait, produit l'effet contraire.

Pour apaiser le vôtre, marchez en rond, mais lentement, dès que vous le sentez énervé ou en colère ou s'il se réveille sans raison apparente en pleine nuit.

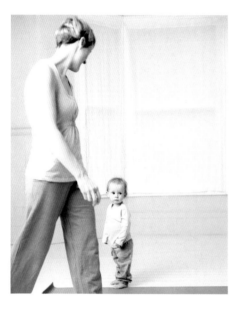 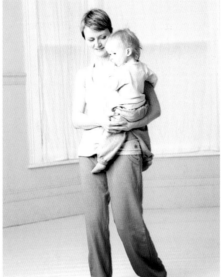

Si vous le voyez commencer à marcher en rond, faites comme lui. Prenez-le dans vos bras s'il est fatigué ou en colère. Évitez de lui parler et laissez-le se concentrer sur votre respiration et vos pas. Quant à vous, essayer de penser uniquement à ce que vous faites. Expirez profondément un pas sur deux. Arrêtez-vous régulièrement pour l'embrasser et le rassurer. La sérénité revient, tout le monde se détend.

Lorsqu'il vous voit vous détendre, votre enfant donne souvent libre cours à ses émotions. Acceptez qu'il vous touche, vous donne de petites tapes et qu'il vous embrasse. Restez neutre même s'il faut savoir lui imposer des limites à d'autres moments.

Des effets bénéfiques

Au fil du temps, votre respiration calme et profonde et le rythme de vos pas vont devenir tellement familiers qu'ils seront pour votre bambin un signal de relaxation. Ce réflexe permettra qu'il s'apaise sans trop de difficultés et aura des effets bénéfiques sur son système nerveux à une période de sa vie où son cerveau est en plein développement. Marcher en rond est une excellente préparation si vous envisagez de vous allonger pour vous détendre. Lorsque votre enfant est trop agité pour vous imiter, le simple fait de vous voir dans cette position lui fera comprendre que la relaxation est la suite logique des étirements et des mouvements plus dynamiques.

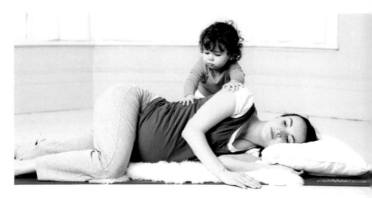

7. Yoga pour les plus grands

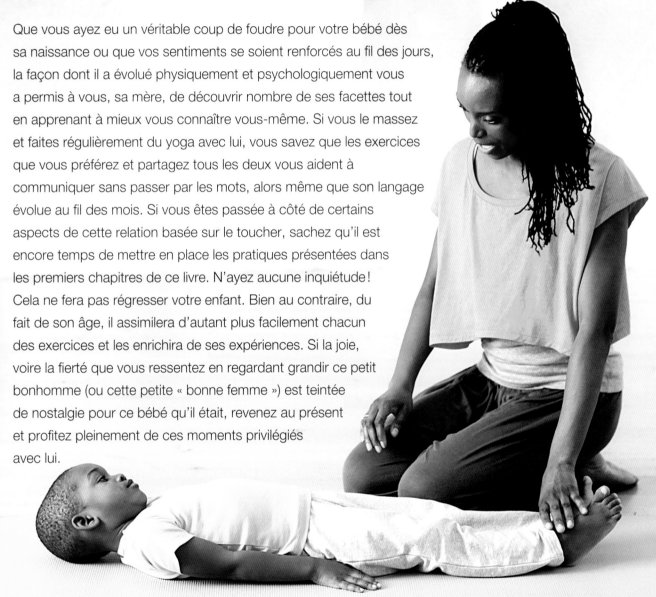

Que vous ayez eu un véritable coup de foudre pour votre bébé dès sa naissance ou que vos sentiments se soient renforcés au fil des jours, la façon dont il a évolué physiquement et psychologiquement vous a permis à vous, sa mère, de découvrir nombre de ses facettes tout en apprenant à mieux vous connaître vous-même. Si vous le massez et faites régulièrement du yoga avec lui, vous savez que les exercices que vous préférez et partagez tous les deux vous aident à communiquer sans passer par les mots, alors même que son langage évolue au fil des mois. Si vous êtes passée à côté de certains aspects de cette relation basée sur le toucher, sachez qu'il est encore temps de mettre en place les pratiques présentées dans les premiers chapitres de ce livre. N'ayez aucune inquiétude! Cela ne fera pas régresser votre enfant. Bien au contraire, du fait de son âge, il assimilera d'autant plus facilement chacun des exercices et les enrichira de ses expériences. Si la joie, voire la fierté que vous ressentez en regardant grandir ce petit bonhomme (ou cette petite « bonne femme ») est teintée de nostalgie pour ce bébé qu'il était, revenez au présent et profitez pleinement de ces moments privilégiés avec lui.

Dos cambré
pour hanches souples

Reprenez les différentes postures présentées dans les chapitres précédant en guidant votre enfant pour chacun des étirements. En général, vers deux ans, ils aiment bien être allongés sur le dos. L'exercice suivant va stimuler ses hanches par des mouvements ne pouvant être réalisés avec des bébés. Vous conclurez par des massages sur tout le corps et, bien entendu, un peu de relaxation.

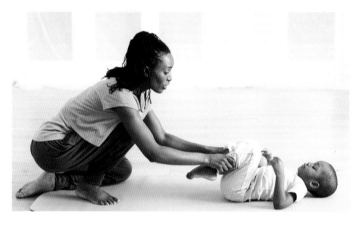

1 Faites-lui fléchir les genoux, posez les mains sur ses jambes et exercez une pression vers le bas afin d'éloigner le plus possible ses genoux de son abdomen, puis aidez-le à tendre ses jambes vers vous. Incitez-le à inspirer en tendant les jambes, et à expirer profondément en les pliant. Si sa tête n'est pas à plat sur le tapis, glissez un coussin dessous. Cet exercice favorise aussi la digestion et aide à lutter contre la constipation.

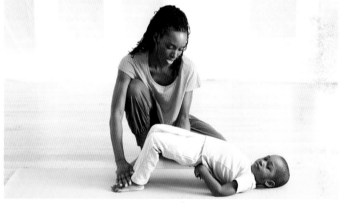

2 Le pont, opposé de l'exercice précédent, tonifie les muscles du bas du dos. Aidez votre enfant à décoller le plus possible son coccyx du tapis en posant une main sur ses pieds afin de bien les garder au sol, et en glissant l'autre sous sa taille.

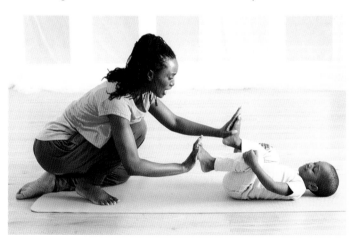

3 Pour détendre les muscles de son dos, modifiez la phase 4 de la page 55 : la pression sur ses pieds ne sera plus verticale, mais horizontale et ses jambes seront comme des pistons. Comme il est de plus en plus robuste, vous pouvez opposer plus de résistance. Plus elle sera forte, plus les muscles lombaires seront sollicités.

En équilibre sur les mains

Pour que le yoga soit un véritable moyen de communication entre vous, il est primordial que vous soyez tous deux physiquement et psychologiquement prêts et disponibles avant de commencer une séance. Soyez à l'écoute de votre enfant et tenez compte de son état d'esprit. N'introduisez jamais un nouvel exercice sans lui en parler.

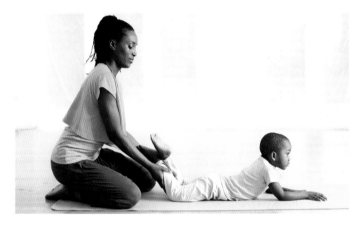

1 Mini-cobra

Cet étirement qui l'a aidé, bébé, à se renforcer pour arriver à lever la tête, va maintenant le préparer à faire le poirier. Commencez par un étirement en appui sur ses avant-bras pour éviter de solliciter trop vite sa colonne. Aidez-le à se concentrer sur sa respiration et à appuyer sur ses avant-bras en soufflant.

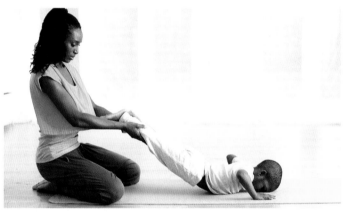

2 Lever de jambes

Faites-le s'allonger sur le ventre, tête et bras décontractés sur le tapis. Levez ses jambes tendues puis demandez-lui de respirer profondément pour les garder en l'air tout seul. Reprenez ses pieds et montez-les un peu alors qu'il pose ses mains de chaque côté de sa nuque et appuie fortement sur le sol en inspirant et expirant profondément trois fois pour tonifier ses lombaires.

3 Mini-poirier

Encouragez-le à pousser fort sur ses mains et à garder le dos droit pendant que vous vous redressez pour remonter encore un peu ses jambes. Si les muscles du milieu de son dos et ses abdominaux ne sont pas suffisamment toniques et que sa cage thoracique se rapproche du sol, baissez légèrement ses jambes.

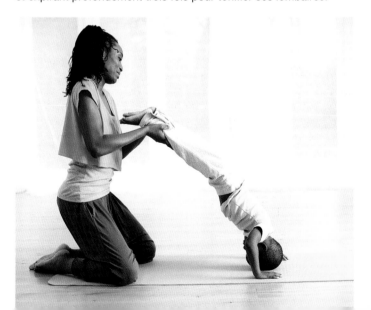

Initiation aux postures classiques de yoga

Si votre bambin est maintenant capable de tendre complètement ses bras et ses jambes, son corps, lui, doit encore être soutenu dans certaines postures de yoga classique. Aidez-le à aligner sa colonne vertébrale et à bien positionner ses pieds, sa tête et ses bras. Voici quelques exercices à pratiquer à deux.

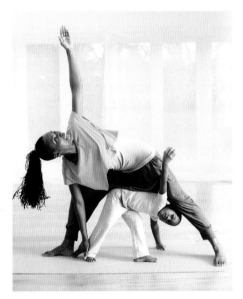

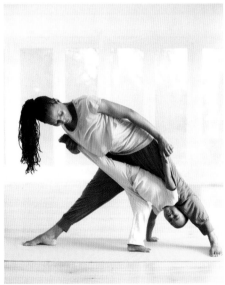

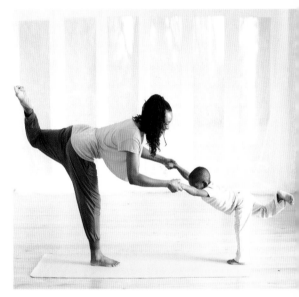

1 Le triangle

Votre enfant est dos à vous. Posez une main sur le sol afin de stabiliser son pied arrière. Tout en maintenant la posture, aidez-le avec votre autre main à aligner sa hanche et son épaule du dessus tout en étirant son bras vers l'arrière. Au fil du temps, il sera capable d'exécuter cette posture la jambe avant tendue.

2 La lune

À partir de la posture précédente, levez sa jambe arrière tout en le laissant s'appuyer contre vous. Peu à peu, il prend conscience de l'alignement de son corps ce qui l'aidera plus tard à ajuster ses positions.

3 L'équilibre du guerrier

Tenez ses mains pour le stabiliser tandis qu'il lève sa jambe arrière. Pour l'instant, elle est fléchie mais, au fil des mois, il sera capable de la tendre de plus en plus sans perdre l'équilibre.

Entre amis

Une séance de yoga entre amis est agréable
et stimulante pour les grands et les petits. Elle permet
de réaliser des postures qui donnent aux enfants
un certain sens de l'harmonie, leur fait réaliser
l'importance de leur place au sein d'un groupe.

Dans cet espace sans compétition, ils peuvent
développer leurs aptitudes et vivre des expériences
nouvelles en toute sérénité. S'exercer avec
un alter ego est parfois plus facile et va favoriser
son autonomie dans la poursuite du yoga.

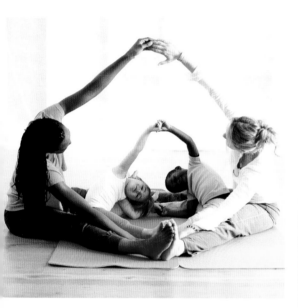

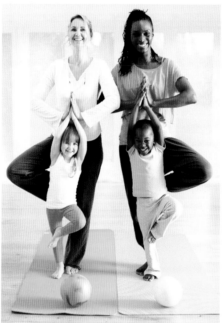

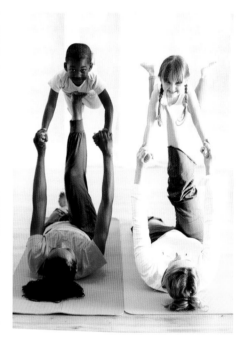

Stimuler la zone du cœur

Les enfants de cet âge restent sensibles
au fait d'être dans un espace délimité.
Asseyez-vous face à une autre maman
de manière à ce que vos jambes
dessinent un losange à l'intérieur duquel
vos deux petits reproduiront la posture.
Les étirements latéraux sont
particulièrement bénéfiques pour la zone
du cœur lorsqu'ils s'accompagnent
d'inspirations et d'expirations profondes.

L'arbre

Votre enfant est dos à vous. Tenez ses
mains alors qu'il se met sur une jambe.
Son corps étant en appui contre le vôtre,
il peut tendre ses bras et joindre ses
mains au-dessus de sa tête sans perdre
l'équilibre. Pratiquer cette posture très
ancienne à plusieurs permet de ressentir
plus facilement son effet relaxant.

En équilibre sur un pied

Soulevez votre enfant en posant votre
pied sur son sternum au milieu de sa
poitrine. Tendez peu à peu votre jambe
à la verticale en lui tenant les mains. Dès
que la posture devient instable, fléchissez
la jambe afin de le reposer sur le sol.
Lorsque vous maîtriserez cet exercice,
vous pourrez
le faire avec vos deux jambes. Pratiqué
avec des amis, c'est plus excitant que
le Grand Huit !

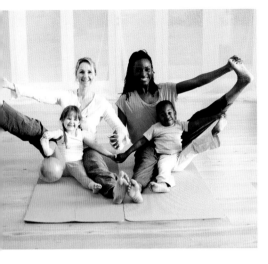 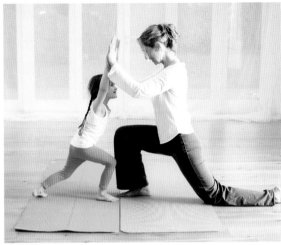

Étirement de la jambe et posture du guerrier

Asseyez-vous les uns à côté des autres et tenez-vous par la main. Attrapez votre pied extérieur et tendez la jambe. La colonne vertébrale doit, bien sûr, rester alignée. Changez de jambe et terminez par la posture du guerrier avec votre enfant.

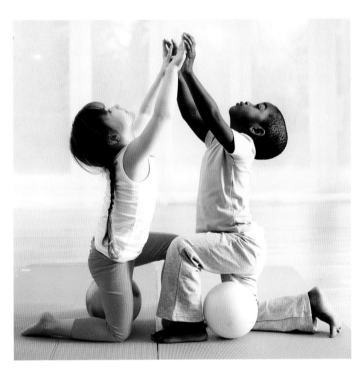 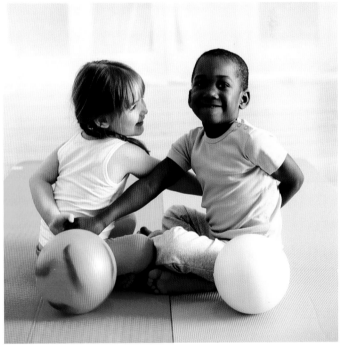

Étirement du dos en appui sur un genou

S'ils manquent de stabilité en ayant un genou à terre, faites-les s'asseoir sur un petit ballon. En appuyant leurs paumes de main les unes sur les autres, ils facilitent l'étirement de leur dos. Demandez-leur de répéter l'exercice en changeant de jambe.

Le bretzel

Continuez en les faisant s'asseoir face à face, les mains croisées. Tout d'abord, demandez-leur de fléchir puis tendre leurs bras au rythme de leur respiration, ensuite faites-leur mettre une main derrière leur dos pour attraper la main que leur tend l'autre enfant. En faisant ce geste, ils tirent doucement sur le bras de l'autre, amenant une rotation du buste. Et voilà un joli bretzel !

Yoga et petites histoires

L'imagination des enfants est fertile et les histoires les plus simples leur permettent d'entrer dans la peau d'un animal ou de se transformer en divers éléments. Si le yoga favorise l'alignement de la colonne vertébrale, améliore l'équilibre et la souplesse, il leur permet aussi d'exprimer physiquement leurs émotions, leurs rêves, leurs aventures de tous les jours. Donc, plutôt que d'imposer les postures classiques inspirées de certains animaux, la priorité est de les autoriser à s'exprimer sur une histoire ou leur perception des animaux qui en sont les héros.

Les lapins aident le soleil à se lever

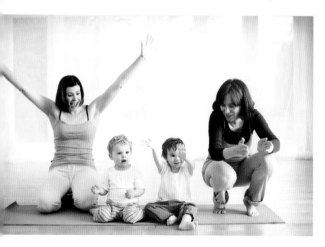

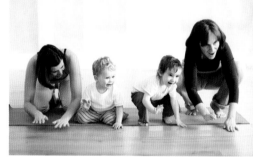

1 Au début de l'histoire, les lapins sont endormis. Incitez les enfants à rester calmes, à genoux sur un tapis, la tête posée sur le sol, en silence. Commencez le récit lentement en accentuant les voyelles. *« Les laaaapins tooooombent de sooooommeil. La nuiiiiiit est noire… »*

2 *« Soudain, ils sont réveillés par une lumière qui vient du dehors. Chut ! Chut ! Que se passe-t-il ? Pour le savoir, les petits lapins doivent sortir de leur terrier sans faire de bruit… »*

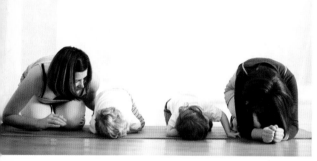

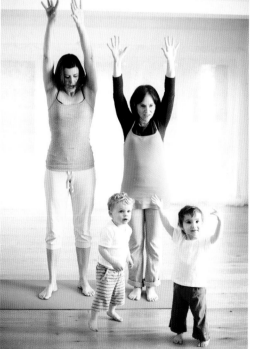

3 *« Ils grimpent jusqu'au sommet de la colline et s'assoient. Une grosse boule orange apparaît à l'horizon : c'est le soleil ! Mais celui-ci est trop lourd pour se lever tout seul et les lapins décident de l'aider. Ils sautent sur un pied puis à pieds joints. »*

4 *« Ils tendent leurs bras à l'horizontale et les étirent, les étirent encore, puis ils les lèvent au-dessus de leur tête pour que le soleil monte haut dans le ciel. Ça y est ! Les lapins, fous de joie, dansent et tournent sur eux-mêmes. »*

Le jeu des animaux

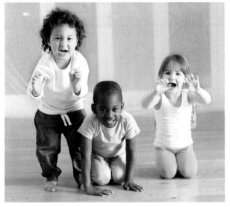

Un renard apparaît… Les enfants s'étirent et rampent sur le sol pour prendre leur proie par surprise. Attention à vous, les lapins !

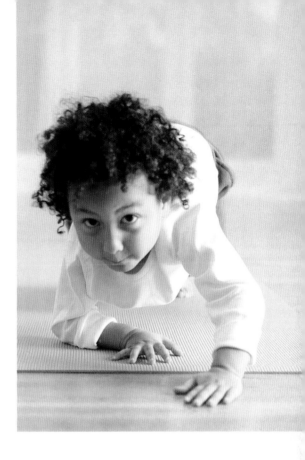

Les lapins se transforment en lions et sautillent pour échapper au renard. Les lions marchent à quatre pattes puis se redressent et menacent le renard avec leurs griffes. Mais l'un d'eux, au milieu, préfère être un animal tout doux et décide de se transformer en chat.

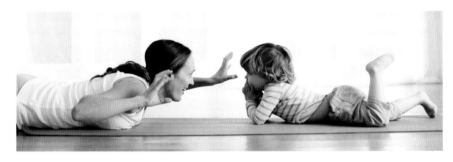

Dans le fleuve, le gros crocodile (la maman) ouvre grand la gueule pour mordre. *« Ah les cro-cro-cro-, les cro-cro-cro-, les crocodiles ; sur le bord du Nil, ils sont partis, n'en parlons plus. »* Mais le crocodile est toujours là et pour le faire fuir, il faut rugir aussi fort que les lions.

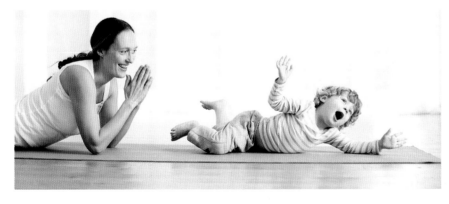

À l'heure de la relaxation

Votre bambin cherchant de plus en plus à affirmer son indépendance, il va tester les limites de votre patience et de votre compréhension. Dans ce contexte, partager des moments de relaxation est crucial.
Les enfants apprécient les massages qui font remonter en eux des sensations du temps où ils étaient bébés.
Si les exercices de relaxation sont indispensables pour clore une séance de yoga, ils permettent aussi, après une confrontation, de retrouver le calme et la sérénité, en exprimant l'amour et la tendresse que vous ressentez l'un pour l'autre. Ayez recours à ces techniques dès que le besoin s'en fait sentir: elles aideront votre enfant à s'apaiser, à se concentrer sur lui-même et à retrouver la paix, même quand il sera grand.

Étreinte, résolution et apaisement

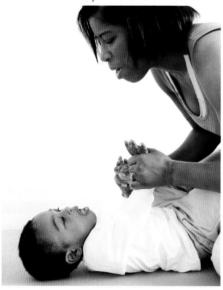 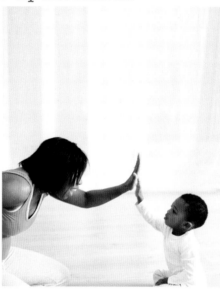 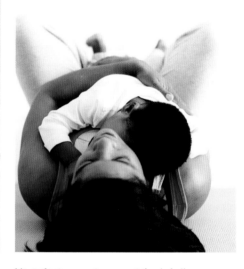

Après une colère, tenir son petit tout contre soi peut l'aider à sortir de sa bulle et revenir dans le moment présent (voir page 20). Votre étreinte doit être ferme, aimante et dénuée de toute colère. Respirez profondément afin d'éliminer la tension qui est en vous et aider le calme à revenir. S'il ne cesse de hurler, dites-lui : « C'est fini maintenant », tout en expirant.

Faire savoir qu'il vient de prendre une décision est important pour un enfant. « Tope là! » permet de libérer une énergie refoulée, d'exprimer un reste d'agressivité sous la forme d'un jeu mais aussi d'affirmer son amitié envers quelqu'un.

Un enfant ressort souvent épuisé d'une confrontation avec ses parents. C'est à ce moment-là qu'il a le plus besoin d'un câlin. Prenez-le tout contre vous et laissez-vous aller. Seul compte l'amour qui vous lie l'un à l'autre.

Faire des bulles

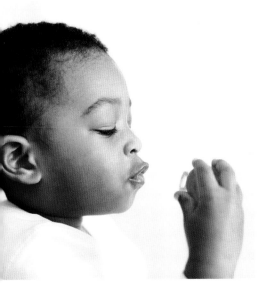

Profitez d'un temps calme pour stimuler sa capacité respiratoire en lui proposant de faire des bulles de savon.
Montrez-lui comment souffler longuement et profondément pour utiliser complètement sa capacité respiratoire. De plus, une expiration longue va permettre une exploitation plus efficace de l'air encore riche en oxygène en le renvoyant vers l'arrière des poumons.

Massage des mains en chanson

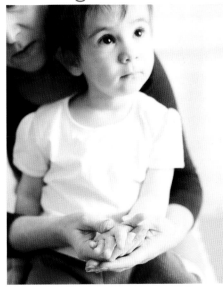
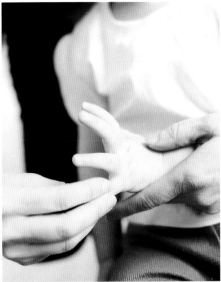

Si vous n'avez que peu de temps et que vous ne pouvez pas vous allonger, sachez que masser les mains de votre enfant peut instantanément l'apaiser. Prenez-lui en une, et dessinez des petits mouvements circulaires avec votre pouce sur sa paume, du poignet vers le centre. Massez chacun des doigts en chantant, par exemple, les chansons pages 114 et 115. Le massage et les chansons favorisent la libération d'ocytocine, hormone de l'amour, dans votre système sanguin à tous les deux. Recommencez avec l'autre main.

La relaxation pour le bien de tous

Plusieurs fois dans la journée, accordez-vous de petits moments de relaxation qu'il apprendra à identifier et à respecter. Ces techniques dérivant du yoga et d'autres traditions dont je me suis inspirée pour rédiger cet ouvrage, vous permettront de mieux prendre soin de vous-même afin de mieux vous occuper de votre famille.

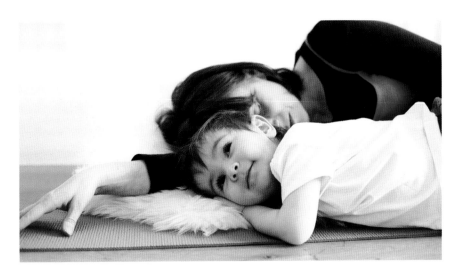

La salutation au soleil

Si vos mouvements sont fluides et si vous vous concentrez pleinement sur votre respiration, tout votre corps peut être stimulé en deux ou trois minutes. Un enfant de trois ans peut, sans problème, mémoriser les enchaînements. Plus il commence tôt, plus ses muscles seront toniques, plus il sera souple et plus ses mouvements seront coordonnés. Pratiquer la salutation au soleil avec un ami favorise la synchronisation sans instaurer de rivalité. Voici quelques points essentiels que vous pourrez utiliser pour guider vos bambins.

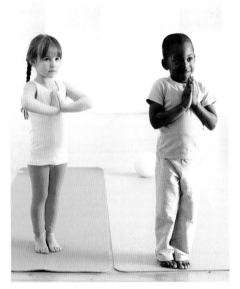

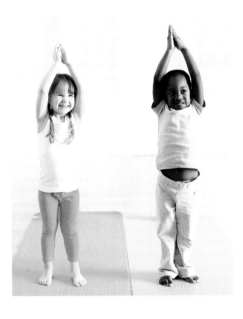

1 La posture de la prière : debout, les pieds collés, les mains jointes paume contre paume à la hauteur du cœur. Vous vous sentez forte et calme à la fois.

2 L'étirement vers le haut : joignez vos mains et tendez les bras à l'horizontale puis levez-les au-dessus de votre tête en inspirant profondément. Si possible, gardez les pieds joints.
La tête sur les genoux (étape 7) : expirez en fléchissant le buste, jambes tendues. Regardez vos genoux et posez les mains ou les doigts sur le sol à l'extérieur de vos pieds.

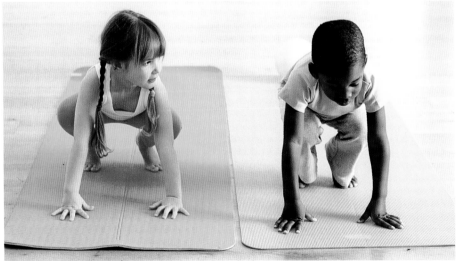

3 La fente en arrière : sans décoller les mains du sol, faites le mouvement inverse de la phase n°6. Inspirez, fléchissez une jambe et tendez l'autre derrière vous. Si c'est plus facile pour vous, posez votre genou sur le sol.
Passez de cette position à la posture du chien tête en bas (étape 5) : poussez sur vos mains et tendez la jambe avant vers l'arrière. Levez le bassin et, sans fléchir ni les bras ni les jambes, poussez dessus et respirez profondément.

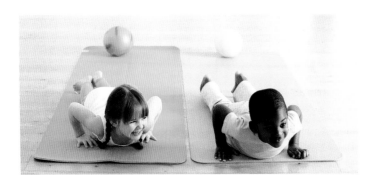

4 Huit points d'appui : vos mains sont dans la même position que pour la posture du chien tête en bas. Ramenez vos genoux au sol puis posez la poitrine et, si vous le pouvez, le menton. Passez dans la posture du cobra : glissez sur votre ventre. Vos bras sont fléchis. Poussez sur les mains pour décoller les épaules et la poitrine du sol. Respirez profondément.

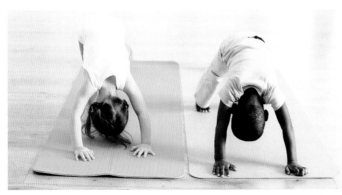

5 La posture du chien tête en bas : poussez sur vos mains, pliez vos orteils et levez le bassin. Respirez profondément.

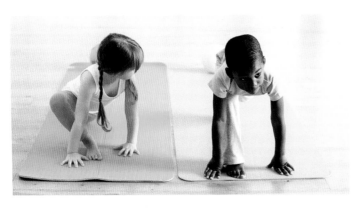

6 La fente en avant : inspirez et faites un pas en avant en gardant les mains collées au sol. Posez le genou de la jambe arrière sur le sol et, si possible, levez la tête et regardez en l'air.

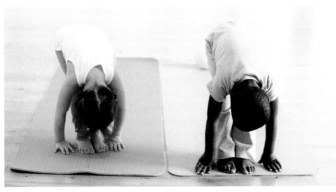

7 La tête sur les genoux : expirez et fléchissez le buste, jambes tendues. Regardez vos genoux et posez les mains ou les doigts sur le sol à l'extérieur de vos pieds.
Ensuite, tendez les mains devant vous puis levez-les au-dessus de votre tête en inspirant profondément. Essayez de garder les pieds joints en vous étirant au maximum (voir étape 2). Revenez à la posture de la prière (étape 1) et répétez une fois l'enchaînement. Pour un enfant de trois ans, faire deux séquences d'affilée est amplement suffisant.

Table des matières

Pour aller plus loin : www.birthlight.com

Remerciements

L'AUTEUR : Je tiens à remercier Sally Lomas qui, en sa qualité de professeur, a fortement contribué à la promotion du yoga pour les bébés tel que nous le concevons à Birthlight. Merci également à ses consœurs, Mélanie Hamilton Davies et Liz Doherty. Merci à Jay Ehrlich pour son implication dans le yoga destiné aux bébés et sans laquelle ce livre n'aurait pu voir le jour, à Ingrid Lewis et Kirsteen Ruffell pour les séances de photographie à Londres, à Ian Boddy qui a su mettre en valeur les mouvements à peine perceptibles des tout-petits et à toute l'équipe de la maison d'édition CICO.

L'ÉDITEUR : Pour avoir accepté de poser pour les photographies illustrant cet ouvrage, nos remerciements les plus sincères à Nancy et Lola ; Vimmi, Roshan et Raj ; Angus, Conor et Rohan ; Anna et Juliet ; Nadia et Freya ; Susan et Oscar ; Dean, Emma et Daisy ; Philippa et Ines ; Akiko et Ellie ; Kathryn et Xavier ; Tabitha et Sian ; Helen et Romy ; Naoko et Eiji ; Ricardo et Lola ; Carmen et Lucas ; Vedina et Skyla ; Joanne et Charlotte ; Nuri ; Ariana et Syrifa ; Emi et Nina ; Freddie et Tillie ; Jasper et Christy ; Emma et Lois ; Jay, Andy et Jack ; Kristeen et Kali ; Chloe, Ollie et Pia ; Julia et Rufus ; Elisabeth, Alvar et Clara ; Alice et Millie ; Bridget et August ; Paulette, Morgan et Ethan ; Ori-Shemma et Khiani ; Ingrid et Ineya ; Natalie et Oscar ; Helen et Amie.
Merci à Marion et Jacqui qui ont veillé à ce que tout se déroule au mieux pour que ce projet aboutisse.

Suivez-nous